臨床・病理
原発性肝癌取扱い規約
The General Rules for the Clinical and Pathological Study of Primary Liver Cancer

第6版
[補訂版]
2019年3月

日本肝癌研究会 ● 編

March 2019 (The 6th Edition, Revised Version)
Liver Cancer Study Group of Japan

金原出版株式会社

第6版補訂版　序

　2015年7月に原発性肝癌取扱い規約第6版が刊行されてから3年半余りが経過した。この間に薬物療法の領域で大きな進歩があり，1st lineとしてレンバチニブが，2nd lineとしてレゴラフェニブが肝細胞癌に対して我が国で使用可能となった(本補訂版刊行時点)。この他にも有力な薬剤が免疫チェックポイント阻害薬を含めて開発されつつあり，近い将来5剤以上の肝細胞癌に有効な薬剤が我が国の臨床現場で投与されるものと予想される。今回は分子標的治療の効果判定基準をより充実させる目的で「肝癌治療効果判定基準」(Response Evaluation Criteria in Cancer of the Liver：RECICL)の改訂を行った。また，肝内胆管癌の治療効果判定にもこの基準が使えるように改訂された。

　もう一つの最近の動きとして，日本癌治療学会が主導している領域横断的癌取扱い規約がある。世界で普及しているUICCのTNM分類を意識しながら各癌腫で多少食い違っていた表現の統一をはかるという作業で，本規約委員会としても協力してきた。このための若干の修正も今回の補訂版では加えられている。特にT因子についてはTX, T0の規定がこれまで設けられていなかったので定義して記載した。取扱い規約の存在する大半の癌腫をカバーした領域横断的癌取扱い規約は近日中に刊行される予定である。

　上記のように今度の改訂では，大きな変更は行われなかったので，補訂版として出版するものである。本補訂版にご協力いただいた会員諸氏に心より感謝する次第である。

2019年1月

國　土　典　宏

第6版　序

　2009年6月に原発性肝癌取扱い規約第5版補訂版が刊行されてから6年が経過した。この間，肝癌の治療は手術，穿刺局所療法（ラジオ波焼灼療法），肝動脈化学塞栓療法（TACE）の3大治療法に加えて分子標的薬が登場し，集学的治療のための選択肢がさらに広がった。肝癌集学的治療効果判定については前回改訂されたが，さらにPD判定などについてRECIST v1.1と整合性をとり，肝外病変の評価も加えて日常診療での不都合がないような改訂が加えられた。また，穿刺局所療法と化学療法についての用語が整備された。

　肝細胞癌の進行度分類では「破裂」と「リンパ節転移」の予後へのインパクトについて，それぞれ日本肝癌研究会全国原発性肝癌追跡調査データを用いた研究が行われ，その結果を受けて委員会で討議した。「破裂」は本来，潜在的な腹膜播種という状態であり，予後不良と予想されるので，これまでは自動的にT4（すなわちStage ⅣA以上）と扱っていた。解析結果によると，確かに破裂を伴うと0.5から2 Stage分，予後が悪化するが，一律Stage ⅣA相当になるわけではないことがわかった。また，破裂があれば1 Stageアップするという案も出されたが，一律に1 Stage分アップするほど一定の予後悪化を示すデータでもなかった。そこで，S_3という記載により破裂の存在が記録できるようにした上で，今後の症例蓄積を待つことになった。すなわちT因子は破裂の有無では変えず，「破裂＝T4」というこれまでの扱いは廃止した。

　「リンパ節転移」については，第5版までT因子に関わらず，N1であればStage ⅣAとしていたが，充分な根拠はなかった。そこで，全国調査データから病理学的にリンパ節転移が証明された切除症例を拾い上げ，Stage ⅣAを「T4/n0」，「any T/n1」の2群に細分類した上で，各Stage間で予後を比較した。その結果，「T4/n0」と「any T/n1」には有意差がなく，かつStage ⅢおよびStage ⅣBとの間にはそれぞれ有意差が確認されたため，T4もしくはN1の存在により，Stage ⅣAとする従来の規約の妥当性がデータによって示された。以上，前規約委員長の幕内雅敏先生が挙げられていた2つの課題，破裂とリンパ節転移の問題がここで一つの解決を見たわけである。

　肝内胆管癌の進行度分類は今回変更が加えられた。日本肝癌研究会全国原発性肝癌追跡調査で登録された外科切除例データの解析結果から，漿膜浸潤や静脈浸潤ではなく門脈・動脈・主要胆管への浸潤をT因子の構成項目とした。また，N1でもT1-3の場合はStage ⅣAに格上げして切除の対象となり得ることを明示した。肝門に浸潤した肝内胆管癌と胆道癌取扱い規約で扱う肝門部胆管癌との異同について胆道癌取扱い規約委員会との合同委員会で意見交換したが，完全な意見の一致を見ず，胆道癌取扱い規約第6版では「肝門部領域胆管癌」という広い概念が採用された。原発性肝癌取扱い規約第6版では肝内に腫瘍を有する胆管癌は肝門部への浸潤の有無に関わらずすべて肝内胆管癌としてこれまで通り扱うことにした。

　病理組織学的事項では2010年の消化器腫瘍WHO分類（第4版）の改訂をうけて胆管上皮内

腫瘍性病変を胆管内乳頭状腫瘍（IPNB）と胆管内上皮内腫瘍（BilIN）に分類した。肝囊胞性腫瘍についても膵粘液囊胞性腫瘍（MCN）のcounterpartとしての肝MCNの概念が記載された。

　今後の課題として，わが国とは違う進行度分類となってしまっているUICC/AJCCのTNM分類との協調・協力がある。不完全な統合ステージングでありながら現在世界で最も広く使われているBCLC/AASLD/EASL stagingよりも優れたステージングを提案するためにお互いに歩みよることができるのか，データに基づいた対話を開始する予定である。

　最後に本改訂にご協力，ご尽力頂いた多くの会員に心より感謝する次第である。

2015年7月

國　土　典　宏

原発性肝癌取扱い規約委員会（第1～3版）
委員長　菅原克彦
委員

市田文弘	遠藤康夫	岡本英三	奥田邦雄	奥平雅彦
葛西洋一	佐々木博	志方俊夫	土屋凉一	都築俊治
戸部隆吉	中島敏郎	服部信	水本龍二	森亘

臨床規約改訂実行委員会（第2版）
委員

岡村純	川原田嘉文	兼松隆之	木下博明	佐々木憲一
高崎健	山崎晋	山本正之		

規約改訂実行小委員会（第3版）
委員

有井滋樹	神代正道	高安賢一	谷川久一	広橋説雄
山崎晋	山本正之			

病理学的諸問題検討委員会（第3版）
委員

森亘	奥平雅彦	中島敏郎	志方俊夫	神代正道
広橋説雄	菅原克彦	葛西洋一		

原発性肝癌取扱い規約委員会（第4版）
委員長　幕内雅敏
委員

有井滋樹	沖田極	兼松隆之	川原田嘉文	木下博明
神代正道	小林健一	島津元秀	菅原克彦	高崎健
高安賢一	高山忠利	谷川久一	中沼安二	二村雄次
広橋説雄	二川俊二	山岡義生	山崎晋	山田龍作
山中若樹	山本正之			

臨床規約改訂小委員会（第4版）
委員

有井滋樹	兼松隆之	川原田嘉文	木下博明	島津元秀
高崎健	高山忠利	二村雄次	幕内雅敏	山崎晋
山中若樹	山本正之			

病理規約改訂小委員会（第4版）
委員

神代正道	坂元亨宇	中沼安二	広橋説雄

（五十音順）

原発性肝癌取扱い規約委員会（第5版）
委員長　幕内雅敏
委　員

有井滋樹	猪飼伊和夫	市田隆文	岡崎正敏	沖田　極
兼松隆之	工藤正俊	久保正二	神代正道	國土典宏
小菅智男	坂元亨宇	佐々木洋	島津元秀	高崎　健
高安賢一	高山忠利	建石良介	中沼安二	広橋説雄

肝動脈塞栓療法小委員会（第5版）
委員長　高安賢一
委　員

猪飼伊和夫	池田健次	大崎往夫	岡崎正敏	熊田　卓
中村健治	松井　修			

局所療法・化学療法小委員会（第5版）
委員長　市田隆文
委　員

猪飼伊和夫	工藤正俊	黒川典枝	椎名秀一朗	田中正俊
森安史典				

肝癌集学的治療効果判定基準作成委員会（第5版）
委員長　山田龍作
委　員

有井滋樹	江原正明	岡崎正敏	岡田周市	沖田　極
工藤正俊	久保正二	坂元亨宇	佐藤守男	椎名秀一朗
関　寿人	高安賢一	田中正俊	田伏克惇	辻井博彦
中島　収	中沼安二	松井　修	山岡義生	山崎　晋

肝癌治療効果判定基準作成委員会（第5版補訂版）
委員長　工藤正俊
委　員

猪飼伊和夫	久保正二	坂元亨宇	高安賢一	田中正俊
中村健治	古瀬純司			

（五十音順）

原発性肝癌取扱い規約委員会（第6版）
委員長　國土典宏
委員

猪飼伊和夫	池田健次	泉　並木	市田隆文	江口　晋
具　英成	工藤正俊	久保正二	熊田　卓	小菅智男
坂元亨宇	佐々木洋	島田光生	島津元秀	高安賢一
高山忠利	建石良介	中島　収	中沼安二	長谷川潔
松井　修	村上卓道	山本雅一		

肝動脈塞栓療法小委員会（第6版）
委員長　高安賢一
委員

| 猪飼伊和夫 | 池田健次 | 大﨑往夫 | 岡崎正敏 | 熊田　卓 |
| 中村健治 | 松井　修 | | | |

局所療法・化学療法小委員会（第6版）
委員長　市田隆文
委員

| 猪飼伊和夫 | 工藤正俊 | 黒川典枝 | 椎名秀一朗 | 田中正俊 |
| 森安史典 | | | | |

肝癌治療効果判定基準作成委員会（第6版）
委員長　工藤正俊
委員

| 猪飼伊和夫 | 上嶋一臣 | 角谷眞澄 | 久保正二 | 坂元亨宇 |
| 田中正俊 | 古瀬純司 | 村上卓道 | | |

（五十音順）

原発性肝癌取扱い規約委員会（第6版補訂版）

委員長　國土典宏

委　員

猪飼伊和夫	池田健次	泉　並木	江口　晋	工藤正俊
久保正二	小菅智男	坂元亨宇	島田光生	進藤潤一
高山忠利	建石良介	田邉　稔	中島　収	永野浩昭
能祖一裕	長谷川　潔	原田憲一	村上卓道	山本雅一

肝癌治療効果判定基準作成委員会（第6版補訂版）

委員長　工藤正俊

委　員

池田公史	上嶋一臣	坂元亨宇	椎名秀一朗	建石良介
長谷川　潔	古瀬純司	宮山士朗	村上卓道	山下竜也

（五十音順）

第 5 版補訂版　序

　2008 年 2 月に第 5 版が出版されて間もないが，肝癌集学的治療効果判定に関して，局所治療を行った場合の効果は，全身に治療効果が行きわたる全身化学療法とは自ずと異なる面のあることが指摘された。すなわち，治療を行った結節の治療効果と治療を行っていない部位の新病変の出現は別のものであり，新病変に同じ治療を行っても，既存腫瘍と同様の治療効果が期待できる。そこで，工藤正俊委員長の下，肝癌治療効果判定基準作成のための委員会を 2008 年 7 月に開始し，成案を得たので急遽増補版として出版することとした。

　この新治療効果判定基準によって，WHO や RECIST との比較ができ，本基準の有用性が証明されれば幸いである。

　今度の改訂では，その他の項目の変更は行われなかったので，補訂版として出版するものである。本補訂版にご協力いただいた会員諸氏に心より感謝する次第である。

平成 21 年 6 月

幕　内　雅　敏

第5版　序

　2000年末に第4版の原発性肝癌取扱い規約が改訂されてから早くも7年の歳月が経過した。
　この間，肝癌の治療はエタノール注入からラジオ波焼灼へ，外科では肝移植が年間150例も行われるようになった。さらに腫瘍の進行度と肝障害度を組み合わせた，いわゆる統合ステージングがいくつか報告されている。これらの評価は定まっておらず，また予後は予測できるものの治療法の選択に結びつかないことから，参考として癌の進行度分類の後に加えた。
　治療法もますます多岐にわたるようになったため，日本肝癌研究会では山田龍作委員長のもと肝癌集学的治療効果判定基準が作成され，"肝臓" 45巻7号（2004）に発表された。本取扱い規約には，この報告に基づきそのエッセンスを簡明にして掲載した。肝動脈塞栓療法は塞栓を伴わない肝動脈カテーテル療法も盛んに行われるようになり，用語に多少の混乱がみられることから，高安賢一委員長のもとで用語の統一を計っていただき，本版の第I部G章に肝動脈カテーテル療法として掲載した。局所療法・化学療法小委員会では市田隆文委員長のもと追跡調査用紙の変更が行われたが，本規約に記載するには至っていない。
　また，手術所見に本来病理で判定すべき組織学的所見が組み入れられていたので，これらの所見は第II部の病理組織学的事項に移動した。これに伴いIMの判定は肉眼所見から除外され，imのみとなった。また，肝の線維化の程度は非癌部の組織学的所見として，第II部の最後に移した。
　第5版では，腺腫様過形成，異型腺腫様過形成の用語は西欧でのdysplastic noduleという用語に対応して，それぞれ軽度異型結節，高度異型結節に変更された。同様に胆管細胞癌も肝内胆管癌という用語に統一した。
　今回も結局かなり大幅な改訂となってしまったが，前回に引き続き簡明を旨とした。Stage分類では肝癌の破裂やリンパ節転移の予後に対する影響がまだ明らかにされていない。これらの点は追跡調査の集計用紙が改訂されたことにより数年後には解明されると考えられる。
　最後に本改訂にご協力，ご尽力頂いた多くの会員に心より感謝する次第である。
　2008年2月

幕　内　雅　敏

第4版　序

　1983年に菅原克彦委員長を中心として原発性肝癌取扱い規約が刊行されて以来，1987年の第2版，1992年の第3版と改訂が重ねられてきた．さらに，1991年より岡本英三委員長のもとで肝内胆管癌の規約および英文規約が出版されたが，日本語版の第4版を念頭において検討が進められたので検討開始以来5年間を要し，大変困難な作業が完成を見たのである．

　今回，菅原委員長，岡本委員長の後を受けて，1997年より本委員会を引き継ぎ，8年ぶりに第4版の刊行にいたった．

　第4版改訂の基本的考え方は，evidence に基づかない項目はなるべく除外し，簡明で覚えやすい規約にすることである．幸い，各施設での症例数も増加し，原発性肝癌追跡調査も第14回となり，集計された症例数も新規 17,500 例，追跡 16,700 例に及んで，evidence に基づいた規約改訂を行う根拠が得られるようになった．

　本版では，肝癌の進行度に関する記載法の原則を加え，診断時期により臨床所見，手術所見，病理所見に区別して表現することにした．リンパ節の群分けを排し，リンパ節名を記すに止めた．非肝癌領域に対して針生検が内科で多数行われていることから新犬山分類を加え，これまで用いていた臨床病期(clinical stage)は癌の進行度分類(stage)と混同しやすいことから肝障害度(liver damage) A，B，C に改名し Child-Pugh の分類に近づけた．腫瘍の肉眼分類は主腫瘍のみの形態から分類し，全体像から見る Eggel の分類は註に記した．岡本委員長の作られた肝内胆管癌の分類も取り入れた．また臨床的立場から Vp_4，B_4 を復活させた．切除断端(SM)も距離の長短による予後への寄与が明らかでないので腫瘍の露出がなければ SM(−)とすることにした．肝切除術式は複雑なため統一的に表示することは困難であり，単純な記載法に止めた．進行度分類は，腫瘍個数が単発か多発か，腫瘍径が 2 cm 以下か 2 cm 超か，脈管侵襲がないかあるか，の3要素の一致度によって T1〜T4 を分類した．これは旧版での分類と内容的にはほぼ同一であるが臨床面での使い勝手を重視して改変した．リンパ節転移のあるものは T 因子にかかわらず Stage IVA，Stage IVB とした．腫瘍形成型肝内胆管癌の進行度分類では，漿膜浸潤のあるものは血管侵襲ありと同等に扱う点と，N1 では M1 と同じ予後であるので Stage IVB とする点が肝細胞癌と異なるのみである．病理学的事項では早期肝細胞癌を規約に加え，International Working Party の提唱する定義との差異を明確にした．

　今回の大幅な改訂により臨床現場では多少の混乱を生じるであろうが，Stage 分類を行う場合や論文を作成する場合に，より簡便で使いやすいと評価されることを期待している．今後にもいくつかの課題は残るが，さらなる集計の蓄積と集計用紙の改訂により解決されることが望まれる．

　最後に本改訂に御協力頂いた多くの会員に心から感謝致します．

2000 年 11 月

幕　内　雅　敏

第3版　序

　日本肝癌研究会の事業の一つに原発性肝癌取扱い規約の刊行があり，1983年4月に第1版が，次いで1987年6月に第2版が刊行されている。定期的な原発性肝癌追跡調査症例も38,255例に及び，これらの成績を基盤とし規約改訂の必要性が認識され，約5年にわたる改訂委員会の活発な活動の結果ようやく第3版の刊行に至った。他の臓器癌の取扱い規約も常時討議が重ねられ改訂が行われているが，特に肝癌ではハイテクノロジーの導入による診断，治療技術の飛躍的向上という背景があるので第2版では対処しえない問題点が浮上しているのが現状である。

　今回改訂の主要点はこれらの背景をふまえ画像診断による腫瘍形態の記載のほか小型の肝癌の肉眼分類，高分化型肝癌と鑑別すべき結節性病変，腺腫様過形成などを定義したことである。また肝細胞癌の組織学的異型度分類は独自の新分類を採択した。胆管細胞癌については本規約で取扱う範囲を限定したが臨床病期は委員会内の案に止めた。

　外科治療成績の集計上重要な治癒切除と非治癒切除のうち相対的治癒切除は比較的多数の施設の賛成を得た定義を採択し旧定義は註としたのでご参照願いたい。

　簡明を原則とする規約の刊行にあたり略号は一括して頭初にまとめ記述に便なるよう配慮した。

　今回の改訂の対象としなかった若干の重要課題は日本癌治療学会などとの関連もあり今後の掲載を期待したい。

　改訂にあたり献身的努力を惜しみなく捧げられた各委員と数回にわたるアンケートにご協力賜わった会員各位に深甚の感謝の意を表する次第である。

1992年2月

菅　原　克　彦

第2版　序

　日本肝癌研究会の事業に定期的な肝癌患者の追跡調査と肝癌取扱い規約の刊行がある。前者は現在2年ごとに施行され，最近は6,000例前後の患者が集計され，後者は1983年4月に第1版が刊行された。

　取扱い規約の第1版は少ない症例を基盤にして検討したので不備の点が多かったため，刊行と同時に取扱い規約改訂実行委員会を組織し約3年近くにわたり，肝区域，肝癌の肉眼分類，肉眼的進行程度の分類，臨床病期について討議を重ねた。その結果ようやく成案を得，日本肝癌研究会幹事会の了承を経て刊行の運びにいたったので改訂の主要点を述べる。

　肝区域は尾状葉を独立させ5区域とした。肝癌の肉眼分類はEggel分類（1901年）が聖典として存在することは万人の認めるところであるが，画像診断，腫瘍マーカーが普及し，肝切除術が安定した術式である評価を得た今日，臨床期以前の肝癌切除標本が多く実際的でないことがあるので，結節型に亜型を設けた。現在の肉眼的進行程度の項目は8項目あり，あまりにも複雑であるのでUICCの肝癌のTNM分類（これは日本案が基盤）に準拠したきわめて簡明な分類を採択した。症例を現在の分類と新分類にあてはめても不都合はみられないようである。

　リンパ節の命名は癌治療学会を中心として継続的に検討が行われ，肝癌では特に胆管細胞癌で臨床的意義が多くなるのは当然であるが新たに胆管細胞癌の規約を検討すべき段階にあるので今後両者を勘案した討議が行われることになろう。その他，臨床病期を新設し治療方針の決定に当り指標となるよう企図した。

　簡明を原則とする本規約の改訂に当り主として以上の点を配慮し成案にいたった次第である。

　今回は改訂の対象としなかった病理学的事項を含めて，転移性肝癌，化学療法による効果判定規準，略字の簡明化など課題は多く次回に期した。

　本規約は肝癌の診断および治療成績を向上させるのに貢献するところきわめて大であると期待する次第であるが，さらに広く利用され目的を達するよう祈念するものである。

1987年6月

菅　原　克　彦

序

　日本肝癌研究会が不治の病とされていた肝癌の診療にとり組むべく発足したのは1967年であり，当時は，少ない症例について検討を重ねる時代が続いた。最近10年は肝癌に特異な血清指標の普及，肝癌を描写する手技や機器の改良，肝切除前後の患者管理技術の向上，創意と工夫に基づく肝切除術が安定した術式であるという評価などによって肝癌の診療はようやく一般化してきた。日本肝癌研究会は過去6回にわたり肝癌症例の追跡調査を施行し，病因，症状，経過，治療成績などを明らかにしつつある。この経験から共通の規約の下に肝癌に関する資料を検討することが肝癌の診断および治療成績の向上には必要であることが提起されてきた。臓器癌の取扱い規約を制定することの有用性は胃癌の治療成績の飛躍的向上からみても明白であるが，肝癌は肝臓という臓器特異性，症例数が少ないことなどが要因となり規約案をつくるまでにはいたらなかった。1980年3月にようやく肝癌取扱い規約制定委員会が発足して粗案が上程され，第17回日本肝癌研究会（1981年）の際にこの粗案は会員に配布され1982年8月までを期限として広く会員の意見が求められた。この間5回の委員会が開催され，また肝癌取扱い規約の刊行が日本肝癌研究会会則に，その事業として明記されるようになり，さらに委員会が重ねられて粗案は大幅に改定されようやく刊行にいたった次第である。

　簡明と正確さが原則である本規約の内容では肝癌の肉眼分類，併存する肝硬変の取扱い，進行程度（Stage）分類，使用する略語などなお改定すべき部分が混在するのみならず臨床研究に役立てる目的のため複雑であるが，これらは2年毎に実施される肝癌追跡調査の結果を参考にして逐次改定の予定である。また日本癌治療学会で，がんの用語，リンパ節の名称，生存率の算定などについて統一的総論を制定する作業が進められているので，これも取り入れる予定である。

　本規約は肝癌の診断および治療成績を向上し合理化させるための基盤になるもので，初版刊行の意義は大であると期待するが，より完全で国際的に慣用される規約とするため御意見のある方は日本肝癌研究会事務所にお申し出頂ければ幸いである。

　1983年4月

菅　原　克　彦

目 次

略語表 …………………………………………………………………………… xx

総　説
I. 目　　的 …………………………………………………………………… 2
II. 対　　象 …………………………………………………………………… 2
III. 記載法の原則 ……………………………………………………………… 2

第I部　臨床的事項

A．解剖学的事項 ……………………………………………………………… 8
　I. 肝葉と肝区域 …………………………………………………………… 8
　II. リンパ節 ………………………………………………………………… 10
　　1. 肝・胆道のリンパ節 ………………………………………………… 10
　　2. リンパ節群分類 ……………………………………………………… 11
　III. 胆　　管 ………………………………………………………………… 12

B．画像診断所見 ……………………………………………………………… 13
　I. 占居部位（Image-Lo）………………………………………………… 13
　II. 腫瘍個数（Image-Number）…………………………………………… 13
　III. 大きさ（Image-Size）………………………………………………… 13
　IV. 辺縁（Image-Border）………………………………………………… 13
　V. 腫瘍内部（Image-Inside）……………………………………………… 13
　VI. 血管侵襲（Image-V）・胆管侵襲（Image-B）……………………… 14
　VII. 遠隔臓器転移（Image-M）…………………………………………… 14

C．臨床検査所見 ……………………………………………………………… 15
　I. 肝障害度（liver damage）……………………………………………… 15
　II. 食道・胃静脈瘤の内視鏡所見（EV）………………………………… 16
　III. 針生検による肝線維化の組織所見（f）……………………………… 16

D．肉眼分類 …………………………………………………………………… 17
　I. 肝細胞癌 ………………………………………………………………… 17
　II. 肝内胆管癌（胆管細胞癌）…………………………………………… 17
　III. 粘液囊胞腺癌 …………………………………………………………… 18

E．手術所見，切除標本肉眼所見 …………………………………………… 19
　I. 占居部位（Lo）………………………………………………………… 19
　II. 大きさ，個数，存在範囲（H）……………………………………… 19

Ⅲ．肉眼所見⋯⋯⋯⋯⋯⋯⋯⋯⋯⋯⋯⋯⋯⋯⋯⋯⋯⋯⋯⋯⋯⋯⋯⋯⋯⋯⋯⋯⋯⋯⋯⋯⋯⋯⋯⋯19
　　　　　1．発育様式⋯⋯⋯⋯⋯⋯⋯⋯⋯⋯⋯⋯⋯⋯⋯⋯⋯⋯⋯⋯⋯⋯⋯⋯⋯⋯⋯⋯⋯⋯⋯19
　　　　　2．被膜形成（Fc）⋯⋯⋯⋯⋯⋯⋯⋯⋯⋯⋯⋯⋯⋯⋯⋯⋯⋯⋯⋯⋯⋯⋯⋯⋯⋯⋯19
　　　　　3．被膜浸潤（Fc-Inf）⋯⋯⋯⋯⋯⋯⋯⋯⋯⋯⋯⋯⋯⋯⋯⋯⋯⋯⋯⋯⋯⋯⋯⋯⋯20
　　　　　4．隔壁形成（Sf）⋯⋯⋯⋯⋯⋯⋯⋯⋯⋯⋯⋯⋯⋯⋯⋯⋯⋯⋯⋯⋯⋯⋯⋯⋯⋯⋯20
　　　　　5．漿膜浸潤（S）⋯⋯⋯⋯⋯⋯⋯⋯⋯⋯⋯⋯⋯⋯⋯⋯⋯⋯⋯⋯⋯⋯⋯⋯⋯⋯⋯20
　　　　　6．リンパ節転移（N）⋯⋯⋯⋯⋯⋯⋯⋯⋯⋯⋯⋯⋯⋯⋯⋯⋯⋯⋯⋯⋯⋯⋯⋯⋯20
　　　　　7．血管侵襲（V）⋯⋯⋯⋯⋯⋯⋯⋯⋯⋯⋯⋯⋯⋯⋯⋯⋯⋯⋯⋯⋯⋯⋯⋯⋯⋯⋯20
　　　　　8．胆管侵襲（B）⋯⋯⋯⋯⋯⋯⋯⋯⋯⋯⋯⋯⋯⋯⋯⋯⋯⋯⋯⋯⋯⋯⋯⋯⋯⋯⋯21
　　　　　9．腹膜播種性転移（P）⋯⋯⋯⋯⋯⋯⋯⋯⋯⋯⋯⋯⋯⋯⋯⋯⋯⋯⋯⋯⋯⋯⋯21
　　　　　10．切除断端の浸潤（SM）⋯⋯⋯⋯⋯⋯⋯⋯⋯⋯⋯⋯⋯⋯⋯⋯⋯⋯⋯⋯⋯⋯21
　　　　　11．非癌部の所見⋯⋯⋯⋯⋯⋯⋯⋯⋯⋯⋯⋯⋯⋯⋯⋯⋯⋯⋯⋯⋯⋯⋯⋯⋯⋯⋯21
F．肝切除術⋯⋯⋯⋯⋯⋯⋯⋯⋯⋯⋯⋯⋯⋯⋯⋯⋯⋯⋯⋯⋯⋯⋯⋯⋯⋯⋯⋯⋯⋯⋯⋯⋯⋯⋯⋯⋯22
　　Ⅰ．肝切除範囲（Hr）⋯⋯⋯⋯⋯⋯⋯⋯⋯⋯⋯⋯⋯⋯⋯⋯⋯⋯⋯⋯⋯⋯⋯⋯⋯⋯⋯⋯⋯22
　　Ⅱ．リンパ節郭清（D）⋯⋯⋯⋯⋯⋯⋯⋯⋯⋯⋯⋯⋯⋯⋯⋯⋯⋯⋯⋯⋯⋯⋯⋯⋯⋯⋯⋯22
　　Ⅲ．癌の遺残（R）⋯⋯⋯⋯⋯⋯⋯⋯⋯⋯⋯⋯⋯⋯⋯⋯⋯⋯⋯⋯⋯⋯⋯⋯⋯⋯⋯⋯⋯⋯22
G．局所療法⋯⋯⋯⋯⋯⋯⋯⋯⋯⋯⋯⋯⋯⋯⋯⋯⋯⋯⋯⋯⋯⋯⋯⋯⋯⋯⋯⋯⋯⋯⋯⋯⋯⋯⋯⋯⋯23
H．肝動脈カテーテル療法⋯⋯⋯⋯⋯⋯⋯⋯⋯⋯⋯⋯⋯⋯⋯⋯⋯⋯⋯⋯⋯⋯⋯⋯⋯⋯⋯⋯⋯24
Ⅰ．薬物療法⋯⋯⋯⋯⋯⋯⋯⋯⋯⋯⋯⋯⋯⋯⋯⋯⋯⋯⋯⋯⋯⋯⋯⋯⋯⋯⋯⋯⋯⋯⋯⋯⋯⋯⋯⋯⋯25
J．進行度分類（Stage）⋯⋯⋯⋯⋯⋯⋯⋯⋯⋯⋯⋯⋯⋯⋯⋯⋯⋯⋯⋯⋯⋯⋯⋯⋯⋯⋯⋯⋯⋯26
　　Ⅰ．肝細胞癌⋯⋯⋯⋯⋯⋯⋯⋯⋯⋯⋯⋯⋯⋯⋯⋯⋯⋯⋯⋯⋯⋯⋯⋯⋯⋯⋯⋯⋯⋯⋯⋯⋯⋯26
　　Ⅱ．肝内胆管癌（胆管細胞癌）⋯⋯⋯⋯⋯⋯⋯⋯⋯⋯⋯⋯⋯⋯⋯⋯⋯⋯⋯⋯⋯⋯⋯27
　　　　参考：肝癌統合ステージング⋯⋯⋯⋯⋯⋯⋯⋯⋯⋯⋯⋯⋯⋯⋯⋯⋯⋯⋯⋯⋯28
K．肝切除術の治癒度⋯⋯⋯⋯⋯⋯⋯⋯⋯⋯⋯⋯⋯⋯⋯⋯⋯⋯⋯⋯⋯⋯⋯⋯⋯⋯⋯⋯⋯⋯⋯31
　　Ⅰ．肝細胞癌⋯⋯⋯⋯⋯⋯⋯⋯⋯⋯⋯⋯⋯⋯⋯⋯⋯⋯⋯⋯⋯⋯⋯⋯⋯⋯⋯⋯⋯⋯⋯⋯⋯⋯31
　　Ⅱ．肝内胆管癌（胆管細胞癌）⋯⋯⋯⋯⋯⋯⋯⋯⋯⋯⋯⋯⋯⋯⋯⋯⋯⋯⋯⋯⋯⋯⋯31
L．肝癌治療効果判定基準⋯⋯⋯⋯⋯⋯⋯⋯⋯⋯⋯⋯⋯⋯⋯⋯⋯⋯⋯⋯⋯⋯⋯⋯⋯⋯⋯⋯⋯32
　　Ⅰ．対　　象⋯⋯⋯⋯⋯⋯⋯⋯⋯⋯⋯⋯⋯⋯⋯⋯⋯⋯⋯⋯⋯⋯⋯⋯⋯⋯⋯⋯⋯⋯⋯⋯⋯32
　　Ⅱ．記　載　法⋯⋯⋯⋯⋯⋯⋯⋯⋯⋯⋯⋯⋯⋯⋯⋯⋯⋯⋯⋯⋯⋯⋯⋯⋯⋯⋯⋯⋯⋯⋯⋯32
　　Ⅲ．標的結節の直接治療効果判定⋯⋯⋯⋯⋯⋯⋯⋯⋯⋯⋯⋯⋯⋯⋯⋯⋯⋯⋯⋯⋯33
　　Ⅳ．治療効果の総合評価⋯⋯⋯⋯⋯⋯⋯⋯⋯⋯⋯⋯⋯⋯⋯⋯⋯⋯⋯⋯⋯⋯⋯⋯⋯⋯⋯34
　　Ⅴ．細　　則⋯⋯⋯⋯⋯⋯⋯⋯⋯⋯⋯⋯⋯⋯⋯⋯⋯⋯⋯⋯⋯⋯⋯⋯⋯⋯⋯⋯⋯⋯⋯⋯⋯36
　　Ⅵ．参　　考⋯⋯⋯⋯⋯⋯⋯⋯⋯⋯⋯⋯⋯⋯⋯⋯⋯⋯⋯⋯⋯⋯⋯⋯⋯⋯⋯⋯⋯⋯⋯⋯⋯37
M．再発肝癌⋯⋯⋯⋯⋯⋯⋯⋯⋯⋯⋯⋯⋯⋯⋯⋯⋯⋯⋯⋯⋯⋯⋯⋯⋯⋯⋯⋯⋯⋯⋯⋯⋯⋯⋯⋯⋯40
N．肝癌症例の統計的処理⋯⋯⋯⋯⋯⋯⋯⋯⋯⋯⋯⋯⋯⋯⋯⋯⋯⋯⋯⋯⋯⋯⋯⋯⋯⋯⋯⋯⋯41

第Ⅱ部　病理組織学的事項

- A．材料の取扱い………………………………………………………………………………44
  - Ⅰ．手術材料の取扱いおよび検索方法…………………………………………………44
  - Ⅱ．剖検材料の取扱いおよび検索方法…………………………………………………44
- B．肝癌の分類…………………………………………………………………………………46
  - Ⅰ．分類の総則……………………………………………………………………………46
  - Ⅱ．肝細胞癌………………………………………………………………………………46
    1. 概　要……………………………………………………………………………46
    2. 肉眼分類…………………………………………………………………………46
    3. 組織分類…………………………………………………………………………49
       - ⅰ．組織学的分化度…………………………………………………………49
       - ⅱ．組織構造…………………………………………………………………49
       - ⅲ．細胞学的性状……………………………………………………………51
    4. 特殊型……………………………………………………………………………52
    5. 肝内転移と多中心性発生………………………………………………………52
       - ⅰ．肝内転移（im）…………………………………………………………52
       - ⅱ．多中心性発生……………………………………………………………52
    6. 被膜浸潤，血管侵襲，胆管侵襲などの記載のしかた………………………52
    7. 早期肝細胞癌とその類似病変の診断基準……………………………………52
  - Ⅲ．肝内胆管癌（胆管細胞癌）…………………………………………………………54
    1. 概　要……………………………………………………………………………54
    2. 肉眼分類…………………………………………………………………………54
    3. 組織分類…………………………………………………………………………54
       - ⅰ．腺　癌……………………………………………………………………54
       - ⅱ．特殊型……………………………………………………………………55
    - 付記．胆管上皮内腫瘍性病変……………………………………………………55
       - ⅰ．胆管内乳頭状腫瘍（IPNB）……………………………………………55
       - ⅱ．胆管内上皮内腫瘍（BilIN）……………………………………………55
  - Ⅳ．細胆管細胞癌…………………………………………………………………………55
  - Ⅴ．粘液嚢胞腺腫・粘液嚢胞腺癌（粘液嚢胞性腫瘍：MCN）………………………56
    1. 分　類……………………………………………………………………………56
       - ⅰ．粘液嚢胞腺腫……………………………………………………………56
       - ⅱ．粘液嚢胞腺癌……………………………………………………………56
    2. 付　記……………………………………………………………………………56
  - Ⅵ．混合型肝癌（肝細胞癌と肝内胆管癌の混合型）…………………………………57
  - Ⅶ．肝芽腫…………………………………………………………………………………57

Ⅷ．その他……………………………………………………………………57
C．非癌部の組織学的所見（f）………………………………………………58
病理写真　………………………………………………………………………59

略語表

A：前区域（anterior segment）〔p.8〕
B：胆管（bile duct）侵襲の分類（B_0, B_1, B_2, B_3, B_4）〔p.21〕
C：尾状葉（caudate lobe）〔p.8〕
CH：慢性肝炎（chronic hepatitis）〔p.21〕
CR：（complete response）〔p.34〕
D：リンパ節郭清の程度による分類（dissection of lymph nodes）（D(−), D(+)）〔p.22〕
Dt：びまん性腫瘍（diffuse tumor），画像診断によって腫瘍個数の算定が困難なびまん性進展を示す場合は Image-Number-Dt〔p.13〕
Eg：膨脹性発育（expansive growth）〔p.19〕
EV：食道静脈瘤（esophageal varices）の内視鏡所見（EV(−), EV(+)）〔p.16〕
f：針生検による肝線維化の組織所見，非癌部の組織学的所見（fibrosis）（f_0, f_1, f_2, f_3, f_4）〔p.16, 58〕
F：肝線維化の所見（F_0, F_1, F_2, F_3, F_4）〔p.21〕
Fc：被膜形成（formation of capsule）（Fc(−), Fc(+)）〔p.19〕
Fc-Inf：被膜浸潤（infiltration to capsule）（Fc-Inf(−), Fc-Inf(+)）〔p.20〕
H：腫瘍（hepatic tumor）の存在範囲（H_s, H_1, H_2, H_3, H_4）〔p.19〕
Hr：肝切除範囲（hepatic resection）の表現（Hr0, HrS, Hr1, Hr2, Hr3）〔p.22〕
Ig：浸潤性発育（infiltrative growth）〔p.19〕
im：肝内転移（intrahepatic metastasis）の有無（im(−), im(+)）〔p.52〕
Image：画像診断により得られた情報を示す場合，略字の前に Image を付ける〔p.13, 14〕
L：外側区域（lateral segment）〔p.8〕
LC：肝硬変（liver cirrhosis）〔p.21〕
LF：肝線維症（liver fibrosis）〔p.21〕
Lip：肝動脈カテーテル療法においてリピオドール併用の場合は略字の前に Lip を付けて表記することができる〔p.24〕
Lo：占居部位（location）〔p.19〕，画像診断による場合には Image-Lo とする〔p.13〕
M：内側区域（medial segment）〔p.8〕
Mt：多発腫瘍（multiple tumor）〔p.19〕，画像診断によって多発腫瘍と判定される場合は Image-Lo-Mt〔p.13〕
M因子：TNM分類の遠隔転移の有無（M0, M1）〔p.27, 28〕
N：リンパ節（lymph node）転移の分類（N_0, N_1）〔p.20〕
N因子：TNM分類のリンパ節転移の有無（N0, N1）〔p.27〕（註：リンパ節転移の分類のNとは異なる。数字は下付き小文字ではない）
Nc：腫瘍内部に壊死（necrosis）を伴う（Nc(−), Nc(+)）〔p.13〕
Nc%：壊死率〔p.13〕
NL：正常肝（normal liver）〔p.21〕
P：後区域（posterior segment）〔p.8〕
P：腹膜播種性転移（peritoneal dissemination）の分類（P_0, P_1, P_2）〔p.21〕
PD：（progressive disease）〔p.34〕
PEI：エタノール局注療法（percutaneous ethanol injection）〔p.23〕

PR：（partial response）〔p.34〕
R：癌の遺残（residual tumor）の有無（R(−)，R(+)）〔p.22〕
RFA：ラジオ波焼灼療法（radiofrequency ablation）〔p.23〕
S：漿膜浸潤（serosal infiltration）（S_0, S_1, S_2, S_3）〔p.20〕
SD：（stable disease）〔p.34〕
SM：肝切離面（surgical margin）における癌浸潤の有無（SM(−)，SM(+)）〔p.21〕
St：単発腫瘍（solitary tumor）〔p.19〕，画像診断によって単発腫瘍と判定された場合はImage-Lo-St〔p.13〕
Sf：隔壁形成（septal formation）（Sf(−)，Sf(+)）〔p.20〕
T因子：TNM分類の肉眼的進行度の分類—肝内病変の評価が不可能（TX）；肝内病変が明らかでない（T0）；個数，大きさ，血管侵襲の3項目によって規定される（T1, T2, T3, T4）〔p.26, 27〕
TACE：肝動脈化学塞栓療法（transcatheter arterial chemoembolization）〔p.24〕
TAE：肝動脈塞栓療法（transcatheter arterial embolization）〔p.24〕
TAI：肝動脈化学療法（transcatheter arterial infusion chemotherapy）〔p.24〕
TE：標的結節治療効果度（treatment effect）〔p.33〕
V：血管（blood vessel）侵襲の分類（Vp_0, Vp_1, Vp_2, Vp_3, Vp_4；Vv_0, Vv_1, Vv_2, Vv_3；Va_0, Va_1, Va_2, Va_3）〔p.20〕

総　　説

I. 目　　的

本規約は，原発性肝癌の診断および治療成績を向上させるために，共通の基準のもとに資料を検討する手段として，原発性肝癌の臨床的ならびに病理学的な取扱いを規定するものである．

II. 対　　象

1. 本規約で取扱う原発性肝癌とは肝臓に原発性に発生した癌腫をいい，肝細胞に由来するものを肝細胞癌といい，胆管の二次分枝およびその肝側の肝内胆管に由来するものを肝内胆管癌（胆管細胞癌）と呼ぶ．続発性（転移性）に発生した癌腫は除外する．以下，原発性肝癌を単に肝癌と略記する．
2. 肝臓に原発した癌腫以外の悪性腫瘍に関しても，本規約に準拠した記載をする．
3. 対象は臨床的事項ならびに病理学的事項に大別して取扱う．

III. 記載法の原則

所見を示すT（主腫瘍局所進展度），N（リンパ節転移），M（遠隔転移）などは大文字で表記する．それらの程度は，所見記号の後に数字で示し，不明の場合はXを用いる．進行度分類（Stage）はT，N，Mの所見の組み合わせにより決定される．診断時期による所見，すなわち臨床所見（clinical findings）および手術所見（surgical findings）は，小文字のc，sを所見記号の前に付けて表す．

例：sT3, sN0, cM0, sStage III

病理所見（pathological findings）のうち肉眼所見は大文字の前に小文字のpを付けてpStageとし，組織学的所見は小文字で記す．

例：t3, n0, m0, stage III

なお，原発性肝癌では臨床所見のうち画像所見が重要なので，特に画像診断所見をImageとして記述することとした．

表 1. 記載法の原則

臨床所見 clinical findings	手術所見 surgical findings	病理所見 pathological findings
身体所見 画像所見 内視鏡診断 生検・細胞診 生化学的・生物学的検査 その他（遺伝子学的検査など）	術中所見（開腹） 術中画像診断 細胞診 迅速組織診	切除材料の肉眼および組織学的所見

註：腹腔鏡検査の所見は臨床所見とするが，腹腔鏡下に切除を行って得られた所見は手術所見とする．

表 2．取扱い規約記載上のチェックリスト（肉眼所見用）

I．肝細胞癌

肉眼分類：小結節境界不明瞭型，単純結節型，単純結節周囲増殖型，多結節癒合型，浸潤型
占居部位：P，A，M，L，C
大きさ・個数・存在範囲：最大径（cm）・St，Mt・Hs，H_1，H_2，H_3，H_4
発育形式：Eg，Ig
被膜形成：Fc(−)，Fc(+)
被膜浸潤：Fc-Inf(−)，Fc-Inf(+)
隔壁形成：Sf(−)，Sf(+)
漿膜浸潤：S_0，S_1，S_2，S_3
リンパ節転移：N_0，N_1
血管侵襲：Vp_0，Vp_1，Vp_2，Vp_3，Vp_4
　　　　　Vv_0，Vv_1，Vv_2，Vv_3
　　　　　Va_0，Va_1，Va_2，Va_3
胆管侵襲：B_0，B_1，B_2，B_3，B_4
腹膜播種：P_0，P_1，P_2
切除断端の浸潤：SM(−)（　）mm，SM(+)
非癌部の所見：NL，CH/LF，LC
線維化の程度：F_0，F_1，F_2，F_3，F_4

肝切除範囲：Hr0，HrS，Hr1，Hr2，Hr3
リンパ節郭清：D(−)，D(+)
癌の遺残：R(−)，R(+)
T 因子：TX，T0，T1，T2，T3，T4
N 因子：N0，N1
M 因子：M0，M1
Stage：I，II，III，IVA，IVB

治癒度：A1，A2，B，C

再発肝癌（が存在する場合）
再発確認日，再発の診断手段，再発病巣の部位，
大きさ，性状，再発経路（肝内転移，多中心性発癌）

（続く）

(続き)　　　　　表 2．取扱い規約記載上のチェックリスト（肉眼所見用）

Ⅱ．肝内胆管癌
肉眼分類：腫瘤形成型，胆管浸潤型，胆管内発育型
並存疾患：肝硬変，肝内結石，胆道形成異常，寄生虫感染
占居部位：P，A，M，L，C
大きさ・個数・存在範囲：最大径（cm）・St，Mt・Hs，H_1，H_2，H_3，H_4
発育形式：Eg，Ig
被膜形成：Fc(−)，Fc(+)
被膜浸潤：Fc-Inf(−)，Fc-Inf(+)
隔壁形成：Sf(−)，Sf(+)
漿膜浸潤：S_0，S_1，S_2，S_3
リンパ節転移：N_0，N_1
血管侵襲：Vp_0，Vp_1，Vp_2，Vp_3，Vp_4
Vv_0，Vv_1，Vv_2，Vv_3
Va_0，Va_1，Va_2，Va_3
胆管侵襲：B_0，B_1，B_2，B_3，B_4
腹膜播種：P_0，P_1，P_2
切除断端の浸潤：SM(−)（　）mm，SM(+)
非癌部の所見：NL，CH/LF，LC
線維化の程度：F_0，F_1，F_2，F_3，F_4
肝切除範囲：Hr0，HrS，Hr1，Hr2，Hr3
リンパ節郭清：D(−)，D(+)
癌の遺残：R(−)，R(+)
T因子：TX，T0，T1，T2，T3，T4
N因子：N0，N1
M因子：M0，M1
Stage：Ⅰ，Ⅱ，Ⅲ，ⅣA，ⅣB
治癒度：A，B，C

表 3. 取扱い規約記載上のチェックリスト（病理組織学的所見用）

I．肝細胞癌

組織学的分化度：高分化型肝細胞癌，中分化型肝細胞癌，低分化型肝細胞癌，未分化癌
組織構造：索状型，偽腺管型，充実型，硬化型
細胞学的性状：多形性，淡明細胞，好酸性細胞，紡錘型細胞，糖原，脂肪，胆汁産生，細胞形質内封入体
肝内転移：im($-$)，im($+$)
発育形式：eg, ig
被膜形成：fc($-$)，fc($+$)
被膜浸潤：fc-inf($-$)，fc-inf($+$)
隔壁形成：sf($-$)，sf($+$)
漿膜浸潤：s_0, s_1, s_2, s_3
リンパ節転移：n_0, n_1
血管侵襲：vp_0, vp_1, vp_2, vp_3, vp_4
　　　　　vv_0, vv_1, vv_2, vv_3
　　　　　va_0, va_1, va_2, va_3
胆管侵襲：b_0, b_1, b_2, b_3, b_4
腹膜播種：p_0, p_1, p_2
切除断端の浸潤：sm($-$)（　）mm, sm($+$)
非癌部の組織学的所見：f_0 (nl), f_1, f_2, f_3, f_4 (lc)

早期肝細胞癌とその類似病変（が存在する場合）
早期肝細胞癌，異型結節（軽度，高度）

II．肝内胆管癌

組織分類：高分化型腺癌，中分化型腺癌，低分化型腺癌，特殊型
肝内転移：im($-$)，im($+$)
発育形式：eg, ig
被膜形成：fc($-$)，fc($+$)
被膜浸潤：fc-inf($-$)，fc-inf($+$)
隔壁形成：sf($-$)，sf($+$)
漿膜浸潤：s_0, s_1, s_2, s_3
リンパ節転移：n_0, n_1
血管侵襲：vp_0, vp_1, vp_2, vp_3, vp_4
　　　　　vv_0, vv_1, vv_2, vv_3
　　　　　va_0, va_1, va_2, va_3
胆管侵襲：b_0, b_1, b_2, b_3, b_4
腹膜播種：p_0, p_1, p_2
切除断端の浸潤：sm($-$)（　）mm, sm($+$)
非癌部の組織学的所見：f_0 (nl), f_1, f_2, f_3, f_4 (lc)

第I部　臨床的事項

A. 解剖学的事項

I. 肝葉と肝区域（図1）

肝臓は胆嚢窩と肝上部の下大静脈を結ぶ線（Rex線）によりその左側を左葉，右側を右葉とし，さらにそれぞれを2区域に分けたのち，尾状葉とあわせて5区域に大別する。

1. 外側区域 lateral segment（L）
   肝鎌状間膜 hepatic falciform ligament から左側の区域。
2. 内側区域 medial segment（M）
   肝鎌状間膜とRex線の間の区域。
3. 前区域 anterior segment（A）
   Rex線と右肝静脈主幹の間の区域。
4. 後区域 posterior segment（P）
   右肝静脈主幹より後側の区域。
5. 尾状葉 caudate lobe（C）
   肝門部背側に位置し下大静脈に接する葉。

各区域をさらに小さな領域に分類する際はこれを亜区域（subsegment）とする。亜区域はCouinaudの区域分類に準ずる。Couinaudの区域分類は以下のとおりである。

segment 1：尾状葉
segment 2：外側区域で左肝静脈主幹より背側の領域
segment 3：外側区域で左肝静脈主幹より腹側の領域
segment 4：内側区域
segment 5：前区域で前区域Glisson主分岐より尾側の領域
segment 6：後区域で後区域Glisson主分岐より尾側の領域
segment 7：後区域で後区域Glisson主分岐より頭側の領域
segment 8：前区域で前区域Glisson主分岐より頭側の領域

註1：Rex線はmain portal fissureとも呼ばれる。Rex-Cantlie線，Cantlie線とも呼ばれるが，Rexの記述が最初である。
註2：解剖学的左葉はこの規約では外側区域となる。
註3：左，右両葉を区分する面はmain portal fissureである。
註4：左葉のMとLを区分する面はumbilical fissureである。
註5：右葉のAとPを区分する面はright portal fissureである。

文献：1) Rex H：Beiträge zur Morphologie der Säugerleber. Morpholog Jahrbuch 14：517-626, 1888
2) Cantlie MA：On a new arrangement of the right and left lobes of the liver. Proceeding of the Anatomical Society of Great Britain and Ireland 32：4-9, 1898
3) McIndoe AH, Counseller VS：The bilaterality of the liver. Arch Surg 15：589-612, 1927
4) Hjortsjö CH：The topography of the intrahepatic duct systems. Acta Anat (Basel) 11：

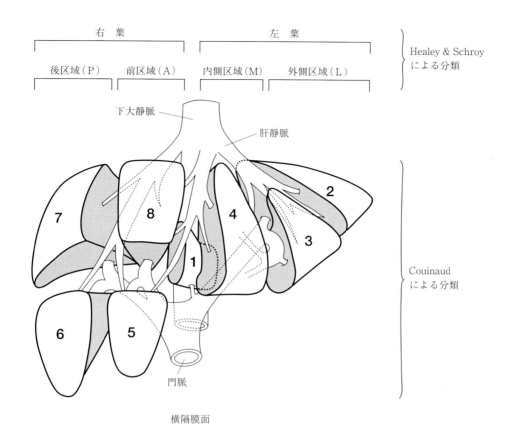

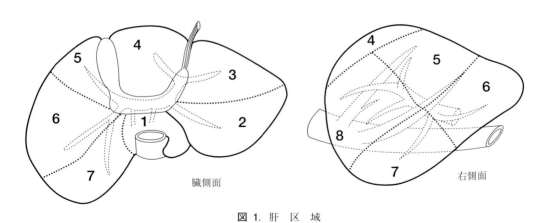

図 1. 肝 区 域

A. 解剖学的事項

599-615, 1951
5) Elias H, Petty D : Gross anatomy of the blood vessels and ducts within the human liver. Am J Anat 90 : 59-111, 1952
6) Healey JE Jr, Schroy PC : Anatomy of the biliary ducts within the human liver : analysis of the prevailing pattern of branching and the major variations of biliary ducts. Arch Surg 66 : 599-616, 1953
7) Couinaud C : Lobes et segments hépatiques. Note sur l'architecture anatomique et chirurgicale du foie. Presse Méd 62 : 709-712, 1954
8) 二村雄次訳：COUINAUD 肝臓の外科解剖．医学書院，東京，1996
9) 日本解剖学会編：消化器．解剖学用語（改訂 11 版）．丸善，東京，1969，p.90

II. リンパ節

肝臓のリンパ系は表在系と深在系に大別されるが，肝上部（頭側）では右，左および中肝静脈の下大静脈への合流部，肝下部（尾側）では肝門部のリンパ系に合流しそれぞれ胸部と腹部のリンパ系に接続する（図2）。

1．肝・胆道のリンパ節

1	右噴門リンパ節	Lymph nodes in the right cardial region
2	左噴門リンパ節	Lymph nodes in the left cardial region
3	小彎リンパ節	Lymph nodes along the lesser curvature of the stomach
7	左胃動脈幹リンパ節	Lymph nodes along the left gastric artery
8	総肝動脈幹リンパ節	Lymph nodes along the common hepatic artery
9	腹腔動脈周囲リンパ節	Lymph nodes around the celiac artery
10	脾門リンパ節	Lymph nodes at the splenic hilum
11	脾動脈幹リンパ節	Lymph nodes along the splenic artery
12	肝十二指腸間膜内リンパ節	Lymph nodes in the hepatoduodenal ligament
13	膵頭後部リンパ節	Lymph nodes on the posterior surface of the pancreatic head
14	腸間膜根部リンパ節	Lymph nodes at the root of the mesentery
15	中結腸動脈周囲リンパ節	Lymph nodes along the middle colic vessels
16	大動脈周囲リンパ節	Lymph nodes around the abdominal aorta
17	膵頭前部リンパ節	Lymph nodes on the anterior surface of the pancreatic head
18	下膵リンパ節	Lymph nodes along the inferior margin of the body and tail of the pancreas
19	横隔下リンパ節	Infradiaphragmatic lymph nodes
20	食道裂孔部リンパ節	Lymph nodes in the esophageal hiatus of the diaphragm
110	胸部下部傍食道リンパ節	Paraesophageal lymph nodes in the lower thorax
111	横隔上リンパ節	Supradiaphragmatic lymph nodes

文献：忽那將愛：日本人のリンパ系解剖学，金原出版，東京，1968，pp.165-169

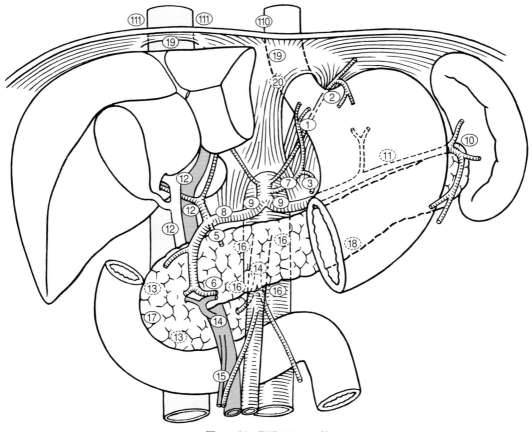

図 2. 肝・胆道のリンパ節

2. リンパ節群分類

　リンパ節の群分類は，根拠となるデータが乏しいので，今後の課題とする．日本肝癌研究会原発性肝癌全国追跡調査報告（第 14 報）参照．

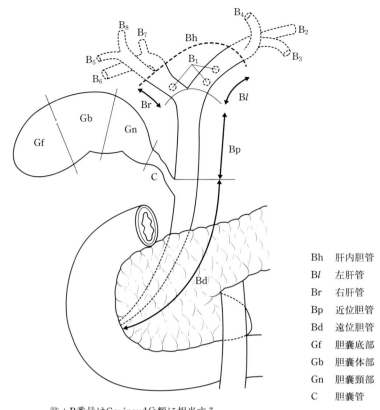

註：B番号はCouinaud分類に相当する。

図3．胆道系の区分

III．胆　　　管

　左右肝管は胆管一次分枝とし，肝内胆管は胆管の二次分枝およびその末梢をいう．
　肝外胆管は左右肝管合流部下縁から十二指腸壁に貫入するまでを二等分し，肝側を近位胆管（Bp），十二指腸側を遠位胆管（Bd）とよぶ．二等分点は原則として胆嚢管合流部で判断する（図3）．

B．画像診断所見

画像診断によって腫瘍の性状，および遠隔転移の有無を記録する．なお，性状の判定は主であるものに従う．

I．占居部位（Image-Lo）
1. 肝癌の占居部位は第Ⅰ部-A-I（p.8）に記載した肝区域の記号（P，A，M，L，C）を用いる．
2. 肝癌が2つの区域にまたがって存在する場合には，癌腫が主に存在する区域を先に記載する．

II．腫瘍個数（Image-Number）
1. 単発はSt，多発はMt，びまん性の拡がりを示すものはDtを付する．
2. 腫瘍が2つ以上の区域に存在する場合には，癌腫が主に存在する区域から先に記載し，腫瘍数を（ ）内に記入する．

III．大きさ（Image-Size）
腫瘍径は最大径（cm）を記載する．
例：Image St-PA，5 cm：主として後区域に存在し，さらに前区域にまたがる単発の5 cmの肝癌を認める場合．
　　Image Mt(3)-ML(1)，6 cm　A(2)，3 cm，2 cm：内側区域から外側区域にまたがる6 cmの肝癌の他に，前区域にも3 cmと2 cmの2個の肝癌を認める場合．

IV．辺縁（Image-Border）
a　不明瞭
b　明瞭
　i　被膜形成を認めない　Image-Fc(−)
　ii　被膜形成を認める　Image-Fc(＋)

V．腫瘍内部（Image-Inside）
a　充実性（solid）
　i　壊死を伴わない　Nc(−)
　ii　壊死を伴う　Nc(＋)：壊死率（Nc％）および診断法を記載する．
b　囊胞性（cystic）
註：壊死率の計測に際しては，肝癌治療効果判定基準に準じて，先行治療（肝動脈化学塞栓療法

（TACE），エタノール注入療法，マイクロ波凝固療法，ラジオ波焼灼療法など）の有無と壊死率診断法（CT，MRI，超音波など）を記載する。

例：TACE後，CT画像で壊死率が20%と計測された場合，Nc20%（TACE，CT）と記載する。

文献：工藤正俊，上嶋一臣，久保正二，他：肝癌治療効果判定基準．肝臓56：116-121，2015

VI. 血管侵襲（Image-V）・胆管侵襲（Image-B）

第Ⅰ部-E-Ⅲ-7．血管侵襲，8．胆管侵襲（p. 20, 21）に従い Image-Vp_0，Image-B$_0$のように記載する。

VII. 遠隔臓器転移（Image-M）

肝癌の遠隔臓器への転移は Image-M で表現し，転移臓器名を（　）内に記入する。

Image-M（−）：遠隔臓器転移を認めない

Image-M（＋）：遠隔臓器転移を認める

例：Image-M（＋）：（左肺，多発），胸部X線撮影；（脳，単発），CT

　　左肺に多発した転移巣を胸部X線撮影で，脳に単発した転移巣をCTで診断した場合。

C. 臨床検査所見

I. 肝障害度 (liver damage)

臨床所見，血液生化学所見により3度に分類する。各項目別に重症度を求め，そのうち2項目以上が該当した肝障害度をとる。

表 4. 肝障害度

項 目 　　　　肝障害度	A	B	C
腹　　水	ない	治療効果あり	治療効果少ない
血清ビリルビン値（mg/dl）	2.0 未満	2.0〜3.0	3.0 超
血清アルブミン値（g/dl）	3.5 超	3.0〜3.5	3.0 未満
ICG R_{15}（%）	15 未満	15〜40	40 超
プロトロンビン活性値（%）	80 超	50〜80	50 未満

註：2項目以上の項目に該当した肝障害度が2カ所に生じる場合には高い方の肝障害度をとる。
　　たとえば，肝障害度Bが3項目，肝障害度Cが2項目の場合には肝障害度Cとする。
　　また，肝障害度Aが3項目，B，Cがそれぞれ1項目の場合はBが2項目相当以上の肝障害と判断して肝障害度Bと判定する。

参考1：Child-Pugh 分類

表 5. Child-Pugh 分類

項 目 　　　　ポイント	1点	2点	3点
脳　　症	ない	軽　度	ときどき昏睡
腹　　水	ない	少　量	中等量
血清ビリルビン値（mg/dl）	2.0 未満	2.0〜3.0	3.0 超
血清アルブミン値（g/dl）	3.5 超	2.8〜3.5	2.8 未満
プロトロンビン活性値（%）	70 超	40〜70	40 未満

各項目のポイントを加算しその合計点で分類する。

Child-Pugh 分類	A　　5〜 6 点 B　　7〜 9 点 C　　10〜15 点

註1：Child 分類ではプロトロンビン活性値の代わりに栄養状態（優，良，不良）を用いている。

文献：1）　Child CG：The liver and portal hypertension. MPCS. W. B. Saunders, Philadelphia, 1964, p. 50
　　　2）　Pugh RNH, Murray-Lyon IM, Dawson JL, Pietroni MC, Williams R：Transection of the oesophagus for bleeding oesophageal varices. Br J Surg 60：646-649, 1973

参考2：ALBI grade

ALBI score=$(\log_{10}(17.1 \times \mathrm{Bilirubin}[\mathrm{mg/d}l]) \times 0.66) + (10 \times \mathrm{Albumin}[\mathrm{g/d}l] \times -0.085)$

表 6. ALBI grade

ALBI score	ALBI grade
≤ -2.60	1
$-2.60<, \leq -1.39$	2
$-1.39<$	3

註1：Child-Pugh 分類はもともと食道静脈瘤手術の予後予測に用いられる指標として作成された。ALBI grade は肝癌を含む肝硬変の機能評価のために統計学的手法を用いて作成された。

註2：Child-Pugh 分類には腹水，脳症の主観的な因子が含まれている。これらの変数の解釈が文献的に異なっており，世界には30以上のバージョンがある。このため，国際間の比較には注意を要する。

註3：近年，新規肝癌症例の背景肝肝機能が改善し，Child-Pugh 分類 A が70%を占めるようになった。ALBI grade は肝機能良好例における分別能に優れ，とくに根治的治療を行う症例における予備能評価に適している。

註4：近年，日本国内においては血清アルブミン値の測定法が従来の BCG 法から，より測定感度の高い改良型 BCP 法へ移行しつつある。とくに肝疾患においては改良型 BCP 法によるアルブミン値が従来法より低値になることについては充分注意すべきことが日本肝臓学会から注意喚起されている。とくに治療方針の決定，臨床試験などの際の肝障害度，Child-Pugh 分類，ALBI grade の決定に際して注意が必要である。

文献：1) Johnson PJ, Berhane S, Kagebayashi C, et al：Assessment of liver function in patients with hepatocellular carcinoma：a new evidence-based approach-the ALBI grade. J Clin Oncol 33：550-558, 2015
2) Hiraoka A, Kumada T, Kudo M, et al：Albumin-bilirubin (ALBI) grade as part of the evidence-based clinical practice guideline for HCC of the Japan Society of Hepatology：a comparison with the liver damage and Child-Pugh classifications. Liver Cancer 6：204-215, 2017
3) 小池和彦：血清アルブミン測定法に関する通知. http://www.jsh.or.jp/doc/news/251008Albumen.pdf
4) Seimiya M, Ohno S, Yamamoto H, et al：Child-Pugh score is altered by the albumin measurement method. Hepatology 57：2093-2094, 2013

II. 食道・胃静脈瘤の内視鏡所見（EV）

EV(−)：食道・胃静脈瘤を併存しない

EV(+)：食道・胃静脈瘤を併存する

文献：日本門脈圧亢進症学会：門脈圧亢進症取扱い規約（第3版）. 金原出版, 2013, pp. 37-39

III. 針生検による肝線維化の組織所見（f）

第II部-C. 非癌部の組織学的所見（p.58）を参照。

D. 肉眼分類

I. 肝細胞癌

小結節境界不明瞭型 small nodular type with indistinct margin，単純結節型 simple nodular type，単純結節周囲増殖型 simple nodular type with extranodular growth，多結節癒合型 confluent multinodular type，浸潤型 infiltrative type の5型とする（図4）。

境界が不明瞭	境界が明瞭			境界が不規則
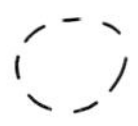 小結節境界不明瞭型	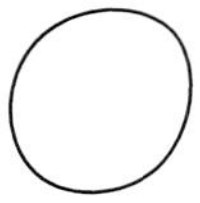 単純結節型	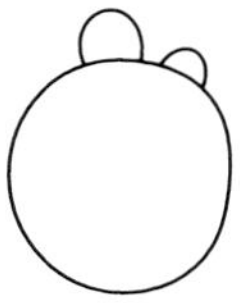 単純結節周囲増殖型	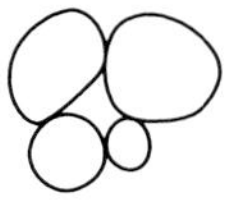 多結節癒合型	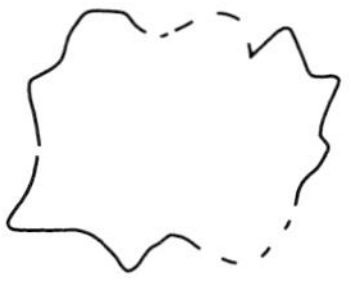 浸潤型
写真1，52	写真2～4	写真5～7	写真8～10	写真19

図4．肝細胞癌の肉眼分類模式図

註1：上記5型で分類困難な場合（特に剖検例）には，Eggel分類に準じて分類する。
　　結節型　癌部，非癌部の境界が明瞭な結節。
　　塊状型　癌部，非癌部の境界が不明瞭かつ不規則な大型の結節（写真11～13）。
　　びまん型　肝臓全体が無数の小さい癌結節により置換され，肉眼的に肝硬変と鑑別することが困難なもの（写真17，18）。

註2：小結節境界不明瞭型は組織学的には早期肝細胞癌に相当し，写真1，写真52に示すごとく，背景の肝硬変の色調と大きく変わらず，多くは径1.0～1.6 cm前後の不明瞭な結節としてみられる。組織学的には多くは高分化癌組織のみからなるが，内部に中分化癌を小範囲に含むことがある。結節内部には多数の門脈域が含まれ，増殖先端で高分化癌細胞は膨脹性に増殖することなく置換性に増殖するため境界が不明瞭となる。
　　これに対し，浸潤型は黄白色調を呈し周囲肝組織から明瞭に識別されるが，浸潤性増殖のため境界は不規則である。組織学的に経類洞性増殖を示す低分化癌，あるいは硬化型癌のことが多い（写真19）。
　　小結節境界不明瞭型以外は腫瘍径の小さな高分化癌であっても進行癌として取扱う。第3版で2 cm以下のものを細小肝癌としたが早期肝癌が定義されたので第4版より削除する。

註3：主腫瘍（肝内転移は除く）と考えられる結節が複数個存在する場合は多結節性（写真14～16）とし，それぞれの結節の肉眼分類を併記する。

文献：1) Eggel H：Ueber das primäre Carcinoma der Leber. Beitr z Path Anat u z allgem Pathol 30：506-604, 1901
　　　2) Kanai T, Hirohashi S, Upton MP et al：Pathology of small hepatocellular carcinoma：a proposal for a new gross classification. Cancer 60：810-819, 1987

II. 肝内胆管癌（胆管細胞癌）

腫瘤形成型 mass forming type，胆管浸潤型 periductal infiltrating type，胆管内発育型 intraductal growth type を3基本型とする。

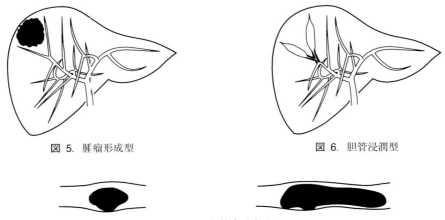

図 5. 腫瘤形成型　　　　　　　　図 6. 胆管浸潤型

図 7. 胆管内発育型

腫瘤形成型 mass forming type（写真 20）
　肝実質に明瞭な類円形の限局性腫瘤を形成しているもの（図 5）。癌部・非癌部の境界は明瞭である。

胆管浸潤型 periductal infiltrating type（写真 21）
　胆管周囲の血管・結合組織を巻き込みつつ，胆管の長軸方向への樹枝状進展を示しているもの（図 6）。しばしば末梢胆管の拡張がみられる。

胆管内発育型 intraductal growth type（写真 22）
　胆管内腔へ乳頭状・顆粒状の発育を示すが，時に表層拡大進展をしたり，あるいは胆管内腫瘍栓の形態を示すもの（図 7）。

　註：ムチン産生により二次的に拡張した囊胞性病変は粘液囊胞腺癌としない。

　肉眼分類の判定は，原則として，切除標本の病巣部最大割面の性状で判定する。2つ以上の肉眼分類型をもつ場合は，優勢な（面積のより大なる）分類型を先に記載して「＋」記号で併記する。

　例：腫瘤形成型＋胆管浸潤型（写真 23），腫瘤形成型＋胆管内発育型（写真 24），胆管浸潤型＋胆管内発育型（写真 25）。

＜併存疾患＞
　肝内胆管癌では上記の肉眼分類に加え，以下の項目に該当する場合はその旨記載する。
　a　肝硬変
　b　肝内結石
　c　胆道形成異常
　d　寄生虫感染

III. 粘液囊胞腺癌 （第Ⅱ部-B-Ⅴ. p.56 参照）

E．手術所見，切除標本肉眼所見

I．占居部位（Lo）
占居部位は第I部-A-I（p.8）に記述した肝区域の記号（P，A，M，L，C）を用いて記載する．

2つの区域にまたがって存在する場合には，主として存在する区域を先に記載する．

II．大きさ，個数，存在範囲（H）
大きさは各結節の最大径（cm）を記載する．単発は St，多発は Mt を付する．肝癌が2つ以上の区域に存在する場合には，腫瘍数を（　）内に記入し癌腫が主に存在する区域から先に記載する．存在範囲は以下のように記載する．

H_s：癌腫が亜区域内に止まる

H_1：癌腫が1区域内に止まる

H_2：癌腫が2区域内に止まる

H_3：癌腫が3区域内に止まる

H_4：癌腫が3区域をこえる

例：H_1，St-A，3.5 cm
　　　前区域に最大径 3.5 cm の肝癌を1つ認める場合．
　　H_2，St-PA，5.2 cm
　　　後区域から前区域にかけて最大径 5.2 cm の肝癌を1つ認める場合．
　　H_3，Mt(2)-AP(1)，5.7 cm　M(1)，2.0 cm
　　　前区域から後区域にまたがる 5.7 cm の肝癌の他に，内側区域にも 2.0 cm の肝癌を認める場合．

註1：多発結節については腫瘍個数とH因子のみ記載し，これが肝内転移か多中心性発生かの評価は加えない．

註2：主癌結節に近接してみられるより小さな癌結節を衛星結節（satellite nodule）や娘結節（daughter nodule）ということもある．

III．肉眼所見
肉眼所見は Eg，Fc，Fc-Inf，S，N，V などの大文字を用いて記載する．

1．発育様式
膨脹性発育（Eg）：癌部と周囲肝組織との境界が明瞭

浸潤性発育（Ig）：癌部と周囲肝組織との境界が不明瞭

2．被膜形成（Fc）
Fc(−)：癌部周囲に明らかな結合織性被膜形成を認めない

Fc(+)：癌部周囲に明らかな結合織性被膜形成を認める

3. 被膜浸潤（Fc-Inf）

　Fc-Inf（−）：癌部被膜への癌浸潤を認めない

　Fc-Inf（＋）：癌部被膜への癌浸潤を認めるか，被膜外への増殖を認める

4. 隔壁形成（Sf）

　Sf（−）：癌部内に線維性隔壁形成を認めない

　Sf（＋）：癌部内に線維性隔壁形成を認める

5. 漿膜浸潤（S）

　S_0：腫瘍が漿膜に浸潤していない

　S_1：腫瘍が漿膜に浸潤している

　S_2：腫瘍の浸潤が他の臓器まで及ぶ（浸潤した臓器名を記載する）

　S_3：腫瘍が破裂して腹腔内出血を伴う

6. リンパ節転移（N）

　N_0：リンパ節転移を認めない

　N_1：リンパ節に転移を認める

7. 血管侵襲（V）

　Vp_0：門脈に侵襲・腫瘍栓を認めない

　Vp_1：門脈二次分枝より末梢（二次分枝を含まない）に侵襲・腫瘍栓を認める

　Vp_2：門脈二次分枝に侵襲・腫瘍栓を認める

　Vp_3：門脈一次分枝に侵襲・腫瘍栓を認める

　Vp_4：門脈本幹，対側の門脈枝に侵襲・腫瘍栓を認める

　Vv_0：肝静脈に侵襲・腫瘍栓を認めない

　Vv_1：肝静脈末梢枝に侵襲・腫瘍栓を認める

　Vv_2：右・中・左肝静脈本幹，下右肝静脈および短肝静脈のいずれかに侵襲・腫瘍栓を認める

　Vv_3：下大静脈に侵襲・腫瘍栓を認める

　Va_0：肝動脈に侵襲を認めない

　Va_1：肝動脈二次分枝より末梢（二次分枝を含まない）に侵襲を認める

　Va_2：肝動脈二次分枝に侵襲を認める

　Va_3：左右肝動脈，固有肝動脈に侵襲を認める

註1：門脈一次分枝は右側は共通幹，左側は横行部をいい，二次分枝は右側では区域枝本幹，左側では臍部をいう。

註2：腺癌（主として肝内胆管癌）においては，血管・胆管の壁内への浸潤があれば侵襲陽性と評価する。

8. 胆管侵襲（B）

    B_0：肝内胆管に侵襲・腫瘍栓を認めない

    B_1：胆管二次分枝より肝側（二次分枝を含まない）に侵襲・腫瘍栓を認める

    B_2：胆管二次分枝に侵襲・腫瘍栓を認める

    B_3：胆管一次分枝に侵襲・腫瘍栓を認める

    B_4：総肝管に侵襲・腫瘍栓を認める

9. 腹膜播種性転移（P）

    P_0：腹膜に播種状の転移を認めない

    P_1：近接腹膜（横行結腸より頭側，ただし大網を含む）に転移を認める

    P_2：遠隔腹膜に転移を認める

10. 切除断端の浸潤（SM）

    標本上で切除断端への癌浸潤の有無を記載する。

    SM（－）：切除断端への癌の浸潤を認めない

    SM（＋）：切除断端への癌の浸潤を認める

    註：従来は肉眼的に10 mm，組織学的に5 mmを癌浸潤の有無の基準としていたが，予後に明確な差が認められないので切除断端の距離に基づく分類は削除した。距離が0 mmでも癌の露出がなければSM（－）として良い。最短距離も合せて記載する。

      例：SM（－），8 mm

11. 非癌部の所見

    NL：正常肝

    CH，LF：慢性肝炎あるいは肝線維症

    LC：肝硬変

    新犬山分類に準じ線維化の程度をF_0～F_4の4段階に分ける。

    F_0：線維化なし

    F_1：門脈域の線維性拡大

    F_2：線維性架橋形成

    F_3：小葉のひずみを伴う線維性架橋形成

    F_4：肝硬変

文献：1）Takano S, Yokosuka O, Imazeki F, et al：Incidence of hepatocellular carcinoma in chronic hepatitis B and C：a prospective study of 251 patients. Hepatology 21：650-655, 1995

      2）市田文弘，小俣政男，辻　孝夫，他：慢性肝炎の肝組織診断基準―新犬山分類―．第19回犬山シンポジウム記録，"C型肝炎，肝炎ウイルス，犬山分類の再検討"．東京，中外医学社，1996

F. 肝 切 除 術

I. 肝切除範囲 (Hr)

Hr 0：一亜区域 (Couinaud 区域) にいたらない切除
Hr S：一亜区域 (Couinaud 区域) 切除
Hr 1：一区域切除 (前，後，内側，または外側区域切除)
Hr 2：二区域切除 (右または左葉切除，または中央二区域切除)
Hr 3：三区域切除 (右または左三区域切除)

すべての切除範囲を図1の区域区分に従って記載する。一塊として切除した場合は，切除領域を（　）内に記載する。個々に切除した場合は，術式と範囲を個々に記載する。Couinaud 区域に従って切除した場合は，Couinaud 分類法により表現する。

他の区域・亜区域まで拡大して切除した場合は「Hr 1+」などと「+」を付けて表現する。

II. リンパ節郭清 (D)

D(−)：郭清なし
D(+)：郭清あり

註：Sampling は含まない。郭清したリンパ節の番号を記載する。

III. 癌の遺残 (R)

残肝に癌の遺残（取り残し）を肉眼的に，または画像診断法により認めた場合はその旨を記載する。

R(−)：遺残なし
R(+)：遺残あり

G. 局 所 療 法

I. 局所療法

直視下あるいは画像ガイド下に，種々の化学物質，温熱冷却エネルギーなどを用いて，癌部を直接的に治療する方法を局所療法（tumor ablation）と称する。

それぞれ治療方法，治療手段，画像診断法別に用語を規定した。

1. 治療方法（ablation）
    1）化学物質による治療（chemical ablation）
       経皮的にエタノールを注入するエタノール局注療法（percutaneous ethanol injection, PEI）が一般的である[註1]。
    2）熱源による治療（thermal ablation）
       経皮的にラジオ波で焼灼するラジオ波焼灼療法（radiofrequency ablation, RFA）が一般的である[註2]。

2. 治療到達手技（approach）
    1）経皮的（percutaneous approach）
    2）鏡視下（endoscopic approach）[註3]
    3）直視下（open approach）[註4]

3. 画像診断，画像手技（image guided）
    1）超音波誘導下（ultrasound guided）
    2）MRI誘導下（MRI guided）
    3）CT誘導下（CT guided）

註1：エタノールに代わって酢酸（acetic acid）を用いる方法もある。
註2：熱線量でのマイクロ波による microwave ablation，レーザー焼灼による laser ablation，凍結法による cryoablation，さらには超音波収束による focused ultrasound ablation などの方法もある。
註3：胸腔鏡下（thoracoscopic approach），腹腔鏡下（laparoscopic approach）がある。
註4：operative approach と同義語である。

H. 肝動脈カテーテル療法

I. 肝動脈カテーテル療法（transcatheter arterial therapy）
カテーテルを肝動脈に留置して，各種の抗癌薬や塞栓物質を注入して行う局所療法[註1]。

1. 肝動脈化学療法（transcatheter arterial infusion chemotherapy, TAI）
抗癌薬の肝動注療法[註2〜4]。

2. 肝動脈塞栓療法（transcatheter arterial embolization, TAE）
ゼラチンスポンジなどの固形塞栓物質を用いた塞栓療法。抗癌薬は使用しない。

3. 肝動脈化学塞栓療法（transcatheter arterial chemoembolization, TACE）
抗癌薬とゼラチンスポンジなどの固形塞栓物質を用いて行う塞栓療法。

註1：リピオドール併用の有無を付記し，併用の場合は治療略語の前にLip-を付けて表記することができる（例，Lip-TAIなど）。
註2：抗癌薬とリピオドールの混濁液の動注（Lip-TAI）は，従来より使われてきたlipiodolizationやchemo-lipiodolizationの用語に対応する。
註3：留置用ポート使用の有無を付記する。
註4：抗癌薬の注入時間の違いにより，短時間注入法（2時間以内），持続注入法（24時間以上）と前二者の中間の3法に便宜上区分する。なお，1回注入法ないし急速注入法は，短時間注入法に含める。
註5：リピオドールのみの肝動注は，主に診断を目的に行われることが多いため，ここでは取扱わない。

I. 薬物療法

　薬物療法は抗癌薬や分子標的薬，免疫チェックポイント阻害薬などを用いた全身療法をいう。

1. **抗癌薬による化学療法**

　　経口投与，経静脈投与などの投与方法がある。

2. **分子標的薬による化学療法**

　　経口投与，経静脈投与などの投与方法がある（2018年11月現在，一次治療薬としてソラフェニブとレンバチニブが，二次治療薬としてレゴラフェニブがわが国で使用可能である）。

3. **免疫チェックポイント阻害薬**

　　経静脈投与される（2018年11月現在，わが国で保険適用となっている薬剤はないが，海外では二次治療薬としてニボルマブが承認されている）。

　註：投与方法と用いた薬物はそれぞれ化学名と投与量を記載し，治療期間を明記することとする。

J. 進行度分類（Stage）

I. 肝細胞癌

進行度（Stage）は，各項目別にその患者の進行度値を求め，そのうちの最も高い数値をあてる。進行度を次の4つのStageに分類する。

表7. 肝細胞癌の進行度

Stage ＼ 因子	T因子	N因子	M因子
Stage I	T1	N0	M0
Stage II	T2	N0	M0
Stage III	T3	N0	M0
Stage IVA	T4 Any T	N0 N1	M0 M0
Stage IVB	Any T	N0, N1	M1

T因子：
- TX：肝内病変の評価が不可能
- T0：肝内病変が明らかでない
- T1〜T4：癌腫の「個数」，「大きさ」，「脈管侵襲」の3項目によって規定される。複数の癌腫は多中心性癌腫であっても肝内転移癌腫であってもよい。肝細胞癌破裂はS_3と明記するがT因子は変更しない[1]。

註：第5版ではS_3はT_4としていた。

表8. 肝細胞癌のT因子

	T1	T2	T3	T4
① 腫瘍個数　単発 ② 腫瘍径　2cm以下 ③ 脈管侵襲なし 　（Vp_0, Vv_0, B_0）	①②③ すべて合致	2項目合致	1項目合致	すべて 合致せず

N因子[2]：
　N0：リンパ節転移を認めない
　N1：リンパ節転移を認める
M因子：
　M0：遠隔転移を認めない
　M1：遠隔転移を認める

II. 肝内胆管癌（胆管細胞癌）

　この進行度分類（Stage）は，肝内胆管癌のうち「腫瘤形成型」およびその「優越型」のみに適用し，「胆管浸潤型」・「胆管内発育型」およびそれらの「優越型」には適用しない。進行度は，各項目別にその患者の進行度値を求め，そのうちの最も高い数値をあてる。進行度を次の4つのStageに分類する。

表 9. 肝内胆管癌の進行度

因子 / Stage	T因子	N因子	M因子
Stage I	T1	N0	M0
Stage II	T2	N0	M0
Stage III	T3	N0	M0
Stage IVA	T4 Other than T4	N0 N1	M0 M0
Stage IVB	T4 Any T	N1 N0, N1	M0 M1

T因子：
　TX：肝内病変の評価が不可能
　T0：肝内病変が明らかでない
　T1〜T4：癌腫の「個数」，「大きさ」，「血管侵襲（Vp, Va）・主要胆管（胆管一次分枝または総肝管）への浸潤（B_3またはB_4）」の3項目によって規定される。

表 10. 肝内胆管癌のT因子

	T1	T2	T3	T4
① 腫瘍個数　単発 ② 腫瘍径　2 cm 以下 ③ 血管侵襲・主要胆管への浸潤なし 　（Vp_0, Va_0, $B_{0\sim 2}$）	①②③ すべて合致	2項目合致	1項目合致	すべて 合致せず

N因子：
　N0：リンパ節転移を認めない
　N1：リンパ節転移を認める

M因子：
　M0：遠隔転移を認めない
　M1：遠隔転移を認める

参考：肝癌統合ステージング
　肝細胞癌の進行度と肝障害度を組み合わせた，いわゆる「統合ステージング」がいくつか報告されているが，どの分類法が優れているかの評価は定まっていない。ここではわが国および海外で比較的普及していると思われるOkuda分類[5]（表11），CLIPスコア[6]（表12），BCLC分類[7,8]（表13），JISスコア[9]（表14），modified JISスコア[10]（表15），Tokyoスコア[11]（表16）を参考資料として掲載する。
註：統合ステージングは患者の予後予測には有用であるが，異なる治療法間の比較や治療法選択に用いることは適当ではない。単一治療法の施設間比較に用いる場合も同一ステージの中にまったく異なる集団が含まれることを考慮する必要がある。

文献：
1) Aoki T, Kokudo N, Matsuyama Y, et al：Prognostic impact of spontaneous tumor rupture in patients with hepatocellular carcinoma：an analysis of 1160 cases from a nationwide survey. Ann Surg 259：532-542, 2014
2) Hasegawa K, Makuuchi M, Kokudo N, et al：Impact of histologically confirmed lymph node metastases on patient survival after surgical resection for hepatocellular carcinoma：report of a Japanese nationwide survey. Ann Surg 259：166-170, 2014
3) Uenishi T, Ariizumi S, Aoki T, et al：Proposal of a new staging for mass-forming intrahepatic cholangiocarcinoma：a multicenter analysis by the Study Group for Hepatic surgery of the Japanese Society of Hepato-Biliary-Pancreatic Surgery. J Hepatobiliary Pancreat Surg 21：499-508, 2014
4) Sakamoto Y, Kokudo N, Matsuyama Y, et al：Proposal of a new staging system for intrahepatic cholangiocarcinoma：analysis of surgical patients from a nationwide surgery of Liver Cancer Study Group of Japan. J Clin Oncol（Meeting Abstracts）33（15 suppl）：4075, 2015
5) Okuda K, Ohtsuki T, Obata H, et al：Natural history of hepatocellular carcinoma and prognosis in relation to treatment. Cancer 56：918-928, 1985
6) The Cancer of the Liver Italian Program（CLIP）Investigators：A new prognostic system for hepatocellular carcinoma—a retrospective study of 435 patients. Hepatology 28：751-755, 1998
7) Llovet JM, Bru C, Bruix J：Prognosis of hepatocellular carcinoma—the BCLC staging classification. Semin Liver Dis 19：329-337, 1999
8) Llovet JM, Burroughs A, Bruix J：Hepatocellular carcinoma. Lancet 362：1907-1917, 2003
9) Kudo M, Chung H, Haji S, et al：Validation of a New Prognostic staging system for hepatocellular carcinoma—the JIS score compared with the CLIP Score. Hepatology 40：1396-1405, 2004
10) Ikai I, Takayasu K, Omata M, et al：A modified Japan Integrated Stage score for prognostic assessment in patients with hepatocellular carcinoma. J Gastroenterol 41：884-892, 2006
11) Tateishi R, Yoshida H, Shiina S, et al：Proposal of a new prognostic model for hepatocellular carcinoma—an analysis of 403 patients. Gut 54：419-425, 2005

表 11. Okuda Staging System[5]

	Points	
	0	1
Tumour size	<50% of liver	>50% of liver
Ascites	No	Yes
Albumin (g/dl)	≥3	<3
Bilirubin (mg/dl)	<3	≥3

Okuda stage I, 0 points; Okuda stage II, 1 or 2 points; Okuda stage III, 3 or 4 points.

表 12. Cancer of the Liver Italian Program (CLIP) Scoring System[6]

	Score		
	0	1	2
Child-Pugh stage	A	B	C
Tumour morphology	Uninodular and extension ≤50%	Multinodular and extension ≤50%	Massive or extension >50%
AFP (ng/ml)	<400	≥400	
Portal vein thrombosis	No	Yes	

AFP : α fetoprotein.

表 13. Barcelona Clinic Liver Cancer (BCLC) Staging System[7,8]

BCLC stage	PST	Tumour status		
		Tumour stage	Okuda stage	Liver function status
Stage 0 : very early HCC	0	Single<2 cm Carcinoma in situ	I	Child-Pugh A
Stage A : early HCC	0			
A1	0	Single	I	No portal hypertension and normal bilirubin
A2	0	Single	I	Portal hypertension and normal bilirubin
A3	0	Single	I	Portal hypertension and abnormal bilirubin
A4	0	3 tumours<3 cm	I-II	Child-Pugh A-B
Stage B : intermediate HCC	0	Large multinodular	I-II	Child-Pugh A-B
Stage C : advanced HCC	1-2*	Vascular invasion or extrahepatic spread*	I-II	Child-Pugh A-B
Stage D : end stage HCC	3-4†	Any	III†	Child-Pugh C†

Stages A and B : all criteria should be fulfilled.
Stage C : at least one criterion ; *PST 1-2 or vascular invasion/extrahepatic spread.
Stage D : at least one criterion ; †PST 3-4 or Okuda stage III/Child-Pugh C.

表 14. JIS Score[9]

Variable	Score			
	0	1	2	3
Child-Turcotte-Pugh stage	A	B	C	—
TNM stage by LCSGJ	I	II	III	IV

LCSGJ：Liver Cancer Study Group of Japan.

表 15. Modified JIS Score[10]

Variable	Score			
	0	1	2	3
Liver damege by LCSGJ	A	B	C	—
TNM stage by LCSGJ	I	II	III	IV

LCSGJ：Liver Cancer Study Group of Japan.

表 16. Tokyo Score[11]

	Score		
	0	1	2
Albumin (g/dl)	>3.5	2.8-3.5	<2.8
Bilirubin (mg/dl)	<1	1-2	>2
Tumour size (cm)	<2	2-5	>5
Tumour number	≤3		>3

参考：肝障害度（p.15），ALBI grade（p.16）

K. 肝切除術の治癒度

I. 肝細胞癌

肝細胞癌に対する肝切除術の治癒度は以下の基準により判定する。

治癒度 A：癌の遺残がなく，治癒の可能性が高い。
　　　　　治癒度 A1 と治癒度 A2 に区別する。
　治癒度 A1：Stage I，かつ SM（－）
　治癒度 A2：Stage II，かつ SM（－）
治癒度 B：癌の遺残はないが，A1，または A2 の条件を満たさない。
治癒度 C：明らかな癌遺残がある。
註：大脈管に腫瘍栓が存在する（Vp_3, Vp_4, Vv_2, Vv_3, B_3, B_4）場合は，これらが完全に除去できたとしても治癒度 C とする。

II. 肝内胆管癌（胆管細胞癌）

治癒度 A：Stage I または Stage II の癌に対する取り残しの無い切除
治癒度 B：Stage III または Stage IV の癌に対する取り残しの無い切除
治癒度 C：Stage にかかわらず，取り残しのある切除
註：現在までに集積された切除症例の解析では，治癒度に有意に関連する手術因子（切除範囲，リンパ節郭清の程度，SM，胆管断端の癌浸潤の有無，胆管切除の有無，合併切除の有無，など）は同定できなかった。現時点では上記のごとく，Stage に準拠する規定に留める。

L．肝癌治療効果判定基準

　肝切除を除く下記の治療法による肝癌治療効果判定基準は『原発性肝癌取扱い規約第6版』に掲載されているものであるが，今回，同規約第6版補訂版の出版にあたり改訂されたものである．

I．対　　象
　初回治療および再発治療例を対象とする．なお，原則的にdynamic CTによる治療効果の評価を行うため，画像で腫瘍が描出されることが必須条件であり，そのうち腫瘍濃染像を呈する肝内および肝外病変が主な対象である．
　すべての測定可能病変のうち，1臓器につき最大2病変（肝臓の場合は3病変），合計5病変までを標的病変とする．すべての標的病変の最長径とそれに直交する径の積の和をベースライン面積和とする．標的病変以外のすべての病変を非標的病変とする．

II．記　載　法
1　病歴の記載
　　i　肝癌診断確定方法および診断確定日．
　　ii　これまでに行った治療法（記載方法は，3治療法の記載に準ずる）．
　　iii　これまでに行った治療の開始および終了日．
　　iv　再発診断確定方法および確定日．
2　各治療開始時の肝癌に関する記載は，『原発性肝癌取扱い規約第6版補訂版』（日本肝癌研究会編）に準拠し，以下の項目を記載する．
　　i　占拠部位
　　ii　個数，大きさ，脈管侵襲の有無〔ありの場合はその程度（Vp_1〜Vp_4など）〕，遠隔転移の有無（ありの場合はその臓器の記載），腫瘍の大きさは最大長径とそれに直角に交わる最大径で表す．
　　iii　肉眼分類
　　iv　肉眼的進行度分類（Stage）：画像診断のみ評価可能な場合においても手術所見・切除標本所見による進行度分類に準じて記載する．
　　v　組織型または分化度
3　治療法の記載
　　i　**治療法名**：肝動脈カテーテル療法（肝動脈化学療法，肝動脈塞栓療法，肝動脈化学塞栓療法），局所療法（エタノール注入療法，マイクロ波凝固療法，ラジオ波焼灼療法），放射線療法，薬物療法（分子標的治療含む）

ii 治療内容

薬剤を使用あるいは併用した治療法では薬剤名(註)（抗癌薬，リピオドールなど），投与経路，投与間隔および1回量，投与総回数および総投与量を記載する。

その他の治療法では，その治療内容を具体的に記載する。

治療中止例では治療中止理由および有害事象の有無。

註：薬剤には化学療法薬，エタノールのように腫瘍に直接注入し壊死を生じる薬剤，および肝動脈塞栓療法に併用する塞栓物質を記載する。

分子標的治療については一次治療薬，二次治療薬，三次治療薬の名称，治療期間，その薬剤の総合評価に基づく最大効果，中止理由，副作用中止の場合はその有害事象を記載する。

iii 治療開始日および終了日

III. 標的結節の直接治療効果判定

1 標的結節の治療効果判定は主としてdynamic CTにおける対象病巣の腫瘍濃染像の縮小や消失から腫瘍壊死効果および腫瘍縮小率を算出する。その際，dynamic CTは，dynamic MRIあるいは造影超音波検査で代替し得る。

2 壊死効果は画像診断に基づき判定し，腫瘍断面の面積に占める壊死所見が得られた領域の面積の百分率を算出し判定する(註)。

註：1つの腫瘍で多様な断面が得られる場合は，それらの総和を原則とする。ただし，最大断面が腫瘍全体の所見を代表するとみなされる場合は，最大断面の所見をもって判断する。

3 腫瘍縮小率は，腫瘍の最大割面における長径とそれに直交する最大径の積を求め，以下の式にて算出する。

腫瘍縮小率＝［(治療前の積)－(治療後の積)］/(治療前の積)×100

4 腫瘍壊死率は，生存する腫瘍（viable lesion）の最大割面における長径とそれに直行する最大径の積を求め，以下の式にて算出する。

腫瘍壊死率＝［(治療前の積)－(治療後の積)］/(治療前の積)×100

5 標的結節治療効果度（Treatment Effect：TE）

個々の病巣の治療効果度の判定は，治療開始後一定期間内(註1)の腫瘍壊死効果(註2)または腫瘍縮小率の最大効果（直接治療効果）をもって，表17に示すように4段階で行う。すなわち，TE4はCRに相当し，腫瘍壊死効果100%または腫瘍縮小率100%をいう。TE3はPRに相当し，腫瘍壊死効果50%以上100%未満，または腫瘍縮小率50%以上100%未満をいう。TE2はSDに相当し，TE3およびTE1以外の効果をいう。TE1はPDに相当し，腫瘍が50%以上増大(註3)することをいう。ただし治療による壊死部分を除くこととする。

表 17. 標的結節治療効果度（Treatment Effect：TE）

TE4	腫瘍壊死効果 100％または腫瘍縮小率 100％
	TE4a 腫瘍影より大きな壊死巣
	TE4b 腫瘍影相当の壊死巣
TE3	腫瘍壊死効果 50％以上，100％未満
	または腫瘍縮小率 50％以上，100％未満
TE2	TE3 および TE1 以外の効果
TE1	腫瘍が 50％増大（治療による壊死部分を除く）

註 1：直接治療効果判定については局所療法（エタノール注入療法，マイクロ波凝固療法，ラジオ波焼灼療法）は治療直後（おおむね治療直後から 2 週間以内），リピオドールを併用した肝動注化学療法，肝動脈塞栓療法や肝動脈化学塞栓療法ならびに薬物療法の治療効果判定は治療後 1〜3 カ月とする。ただし，一連の治療として複数回にわたって行った場合については最終治療日から起算して上記期間に判定する。しかし各治療法において総合評価（表 18）を記載するのは RECICL2015 年版（第 4 版）にならい 1〜3 カ月とする。放射線療法においては治療開始後 6 カ月以内の最大効果で判定する。治療効果判定は初回の効果判定の後，再発判定も兼ねた評価を一定の間隔で繰り返し行うものとする（おおむね 1〜3 カ月ごと）。

註 2：局所焼灼療法においては，治療前にみられた dynamic CT の後期低濃度域よりも不染低濃度域が腫瘍辺縁の全周にわたり広く出現し ablative margin を充分確保できた所見をもって 100％壊死（TE4a）とする。また濃染消失のみで，やや広い不染域がない場合（ablative margin なし）は TE4b とする。肝動脈塞栓療法においては，標的結節全体の縮小傾向，造影 CT による腫瘍濃染像の欠落，リピオドールを用いた場合は腫瘍全域にわたるリピオドールの濃い集積，リピオドールの集積域の縮小をもって腫瘍壊死効果 100％（TE4）とする。放射線療法においても，壊死が認められれば壊死効果として評価する。

註 3：RECICL2009 年版までは，25％以上の増大を Overall TE1 とし PD として扱っていたが，2 方向計測における 25％増大は，1 方向でいうところの約 11％増大に相当し，RECIST v1.1 の PC 基準における 20％増大よりも厳しい判定となる。RECIST v1.1 と整合性をとるとすると，1 方向測定で 20％増大であれば 2 方向測定では 44％増大に相当することになる（1.2 倍×1.2 倍＝1.44 倍）。ほとんどの場合に RECIST による PD でも局所治療の場合は治療継続がなされること，臨床における使いやすさから，50％増大を Overall TE1 の基準とすべく変更した。

6　肝内に複数の病巣が存在する場合，病巣ごとに標的結節治療効果度を判定する（最大 3 個まで）。

IV．治療効果の総合評価

1　肝内および肝外における治療効果およびその治療効果の持続の観点から，総合評価は表 18 に定めるように CR，PR，SD，PD の 4 段階で判定する。

表 18. RECICL 総合評価（1～3 カ月，放射線療法は 6 カ月以内の最大効果で評価）

Target lesions	Non target lesions	New lesions	Overall response
Overall TE4	Overall TE4	No	CR
Overall TE4	TE3 or TE2	No	PR
Overall TE3	Non-TE1	No	PR
Overall TE2	Non-TE1	No	SD
Overall TE1	Any	Yes or no	PD
Any	TE1	Yes or no	PD
Any	Any	Yes*	PD

CR, complete response；PR, partial response；SD, stable disease；PD, progressive disease.
＊局所焼灼療法，TACE の総合評価の場合，肝外新病変の出現は PD とするが，肝内新病変の出現のみでは PD とはせず，判定を次の治療後まで保留する。
暫定的に以下のように表記してもよい。
例：CR/PR/SD＋INL（Intrahepatic New Lesion）

註：局所療法・TACE で新病変の出現の場合 a. 治療域内に新病変出現，b. 治療域外に新病変出現，のいずれに該当するかも併記することとする。ただし，リピオドール＋抗癌薬を動注した領域は治療域とみなす。

2 予後の推定に役立てるため，治療開始後 1～3 カ月における Overall TE を評価し，記載することをもって治療効果の総合評価とする。ただし放射線療法においては治療開始後 6 カ月以内の最大効果とする。

3 Overall TE の評価方法

治療前のすべての標的病変の最長径とそれに直交する径の積の和をベースライン面積和とする。治療後も同様に，すべての標的病変の壊死・縮小病変の最長径とそれに直交する径の積の和を面積和として，ベースライン面積和から減じた値をベースライン面積和で割算し「Overall TE」と表現して総合評価の判定に資する。Overall TE の判定基準は TE の基準（表 17）に準じる。

総合評価における腫瘍壊死・縮小率＝［（治療前のすべての生存標的結節の積の和）－（治療後のすべての生存標的結節の積の和）］／（治療前のすべての生存標的結節の積の和）×100
なお，Overall TE4 の判定時には非標的病変もすべての結節で TE4 を達成している必要があるためここでも上記の計算方法を採用する。

4 局所焼灼療法・TACE の総合評価における肝内新病変の扱い

肝臓内の部分的・領域的（locoregional）治療（焼灼療法，TACE）を行った後の「肝内新病変」は，たとえそれが肝内の多中心性発癌であれ，肝内転移再発病変であれ「肝細胞癌の生物学的特性」の結果であり，先に行った治療効果を反映したものではない。したがって総合評価における「肝内新病変の出現のみによる Progressive Disease の評価」は再度，焼灼療法・TACE が施行可能な場合は保留とする。正式な総合評価は再度，局所焼灼療法，TACE などを行った後に改めて評価する。

ただし TACE で制御不能なほどの多数の新病変の出現，いわゆる「TACE 不応基準」に

合致する場合は PD と判定して次治療に移行する。

5　総合評価の暫定的表記法

再治療もしくは次治療を行うまでの暫定的評価記載方法として標的病変・非標的病変の治療効果から判定した評価に肝内新病変出現を追記する。

例：CR＋INL（Intrahepatic New Lesion）
　　PR＋INL
　　SD＋INL
　　PD（CR/PR/SD＋uncontrolable INLs）

6　新病変の定義

肝内新病変は，dynamic CT 検査，dynamic MRI 検査（Gd-EOB-MRI 検査を含む），ソナゾイド造影超音波検査など造影検査にて早期濃染，後期相におけるウォッシュアウト（ソナゾイド造影超音波検査の場合は Kupffer Defect）を呈する典型的な所見を有する結節で，原則 10 mm 以上のものとする。局所療法・TACE において肝内新病変が出現した場合は，治療域内の肝内新病変か，治療域外の肝内新病変かを区別する。リンパ節については，短径で 15 mm 以上のものをリンパ節転移とする。肝外新病変については CT，MRI，PET などで新たに検出された長径 10 mm 以上の病変とする。

V. 細　　則

壊死効果の判定は，標的結節治療効果判定基準に基づいて行われる。

1　急速静注法による dynamic CT で，治療後にみられる不染低濃度域を壊死効果ありとする。不染低濃度域とは，急速静注法による dynamic CT において，早期および後期[註]で，ともに周囲肝実質よりも明らかな低濃度域を指し，通常同部は造影の前後で CT 値の上昇がみられない。

　　註：早期とは急速静注法による dynamic CT の肝動脈優位相をいう。
　　　　後期とは急速静注法による dynamic CT の平衡相をいう。

2　リピオドールを用いた場合，治療後 1 カ月以後に施行した CT で，腫瘍部に濃く均一にリピオドールが集積している領域を壊死効果病変とする。造影 MRI や造影超音波検査を利用してもよい。

3　『原発性肝癌取扱い規約第 6 版補訂版』に記載されている腫瘍マーカー

肝細胞癌については治療効果の総合評価の参考所見として 3 種類の腫瘍マーカー（AFP，PIVKA-Ⅱ，AFP-L3 分画）の治療開始から 3 カ月以内（放射線療法の場合は 6 カ月以内）の最低値も記載する。また肝内胆管癌については CEA，CA19-9 値の 3 カ月以内（放射線療法の場合 6 カ月以内）の最低値も記載する。

VI. 参　　考

参考：RECICL 2015 年版と RECICL 2018 年版の主な違い

		RECICL 2015 年版	RECICL 2018 年版
対象疾患		原発性肝癌	肝細胞癌と肝内胆管癌の両方と明記
腫瘍マーカー		AFP, PIVKA-II, AFP-L3 のみ	左記に CEA, CA19-9 を加える
標的結節効果判定時期	穿刺局所療法	1～3 カ月	治療直後～2 週間以内
	TACE・HAIC	1～3 カ月	1～3 カ月
	薬物療法	記載なし	1～3 カ月
	放射線療法	6 カ月以内	6 カ月
分子標的治療の詳細		記載なし	一次治療薬，二次治療薬，三次治療薬の名称，治療期間，その薬剤の総合評価に基づく最大効果，中止理由，副作用中止の場合はその有害事象の記載，などを明記する。
総合評価判定方法		記載なし	治療前のすべての標的病変の最長径とそれに直交する径の積の和をベースライン面積和とする。治療後も同様にすべての標的病変の壊死・縮小病変の最長径とそれに直交する径の積の和を面積和として，ベースライン面積和から減じた値をベースライン面積和で割算し，「Overall TE1～4」と表現して総合評価の判定の計算に資する（表18参照）。

第Ⅱ部　病理組織学的事項

A. 材料の取扱い

I. 手術材料の取扱いおよび検索方法

切除部位の正確な記載をする．このため，略図を付すことが望ましい．

切除肝の外景は，略図を書き，さらに，写真記録をすることが望ましい．

切除肝の検査は，まず，in situ における局在を念頭におき，腫瘍の最大割面が出るように前頭断を加える．ついで，短時間固定した後，その切割面に平行に約 1～2 cm の間隔で切割を加える．このようにして切割した切除肝の大割切片は，大型シャーレなどの底が平面の容器に，沪紙を敷いた上に平らに置き，約 10 倍量の 10% ホルマリン液を加えて固定する．ついで，既存の切割面に平行的な切割を加え，組織標本作成のための組織片を切り出す．

組織標本は，肉眼性状の異なるすべての腫瘍部位，腫瘍の辺縁に最も近い切除断端，ならびに非癌部肝組織から作成することが望ましい．

図8に例示したような腫瘍では，腫瘍の最大割面を含む切除肝の全面について標本を作ることが望ましい．

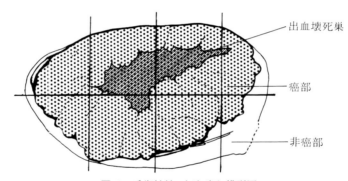

図 8. 手術材料の切り出し模型図
切除肝の in situ における局在を念頭におき，前頭断を加え，腫瘍の最大割面（黒点部位）を模型図としたもの．このような場合には，この切割面のすべてについて標本を作ることが望ましい．

II. 剖検材料の取扱いおよび検索方法

原則として，肝全体の肉眼所見の正確な記載をする．このために，肝臓の横隔膜面（上面）および臓側面（下面）について写真記録をすることが望ましい．

剖検で得られた肝臓の切割は，図9のように，保存用大割切片に肝門部が含まれるよう前頭断を加える．さらに，必要に応じてそれに平行的に切割を加える．

組織切片作成のための切り出しは，既存の切割面に平行的な切割を加えて行う．組織標本は，肉眼性状の異なるすべての腫瘍部位ならびに非癌部肝組織から作成することが望ましい（図10）．

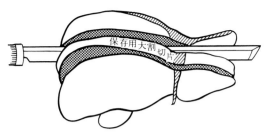

図 9. 剖検肝の切割の加え方模型図
剖検肝は保存用大割切片に肝門部が入るように，前頭断を加える．

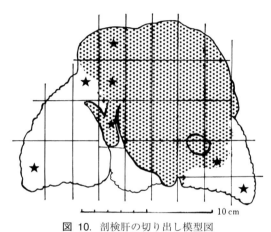

図 10. 剖検肝の切り出し模型図
肝臓の前頭断で，腫瘍（黒点部位，塊状型）の最大割面を模型図としたもの．少なくとも星印を付した部分から標本を作ることが望ましい．びまん型の肝癌もこれに準ずる．

〔付〕 目的によっては画像診断法による画像に一致する方向で，手術材料，あるいは剖検肝に切割を加えてもよい．この場合にも上記の手術材料，あるいは，剖検材料の取扱い方を原則的に適用することとする．

B. 肝癌の分類

I. 分類の総則
肝臓に原発する悪性腫瘍を次のように分類する。
1. 肝細胞癌　hepatocellular carcinoma
    同義語　　liver cell carcinoma
    　　　　　hepatocarcinoma
    　　　　　hepatoma
2. 肝内胆管癌（胆管細胞癌）intrahepatic cholangiocarcinoma（cholangiocellular carcinoma）
    同義語　　cholangioma
3. 細胆管細胞癌（細胆管癌）cholangiolocellular carcinoma
4. 粘液囊胞腺癌　mucinous cystadenocarcinoma（粘液囊胞性腫瘍　mucinous cystic neoplasm with high-grade intraepithelial neoplasia or an associated invasive carcinoma）
5. 混合型肝癌（肝細胞癌と肝内胆管癌の混合型）combined hepatocellular and cholangiocarcinoma
6. 肝芽腫　hepatoblastoma
7. 未分化癌　undifferentiated carcinoma
8. その他[註]

註：その他には，肉腫をはじめ肝臓に原発するまれな悪性腫瘍がこれに含まれる。
　　参考までに，WHO[1,2]による肝腫瘍の組織分類を表19，20に示す。

文献：1）Ishak KG, Anthony PP, Sobin LH：Histological typing of tumours of the liver（WHO International histological classification of tumours, Second edition），Springer-Verlag, New York, 1994
　　　2）Bosman FT, Carneiro F, Hruban RH, et al: WHO Classification of Tumours of the Digestive System, Fourth Edition, IARC Press, Lyon, 2010

II. 肝細胞癌 hepatocellular carcinoma

1. 概　要
肝細胞に似た細胞からなる上皮性悪性腫瘍で，肝硬変を併存することが多い。

実質性の軟らかい腫瘍で，肝内に種々の大きさの腫瘤を形成する。通常，多数の腫瘤形成をみる。腫瘤は出血や，変性・壊死をおこす傾向が強く，その色調は白色，黄色（脂肪浸潤による），暗赤色（出血による），緑色（胆汁産生とそれのうっ滞により，ホルマリン固定後著明となる）など多彩である。

肝臓の表面に生じた腫瘍は，半球状に突出することが多く，一般に癌臍を認めない。血管内に侵入して増殖・進展する傾向が強く，肝内外の門脈や肝静脈に腫瘍栓をみることが多い。また，胆管内に侵入増殖し進行性の閉塞性黄疸や胆管内出血をみることがある。

2. 肉眼分類（p.17を参照）

表 19. 肝腫瘍の組織学的分類（WHO, 1994）[1]

I. 上皮性腫瘍　Epithelial tumours
  A. 良性　Benign
    1. 肝細胞腺腫　Hepatocellular adenoma (liver cell adenoma)
    2. 肝内胆管腺腫　Intrahepatic bile duct adenoma
    3. 肝内胆管嚢胞腺腫　Intrahepatic bile duct cystadenoma
    4. 胆管乳頭腫症　Biliary papillomatosis
  B. 悪性　Malignant
    1. 肝細胞癌　Hepatocellular carcinoma (liver cell carcinoma)
    2. 肝内胆管癌　Intrahepatic cholangiocarcinoma (peripheral bile duct carcinoma)
    3. 胆管嚢胞腺癌　Bile duct cystadenocarcinoma
    4. 混合型肝癌（肝細胞癌と肝内胆管癌の混合型）Combined hepatocellular and cholangiocarcinoma
    5. 肝芽腫　Hepatoblastoma
    6. 未分化癌　Undifferentiated carcinoma
II. 非上皮性腫瘍　Non-epithelial tumours
  A. 良性　Benign
    1. 血管筋脂肪腫　Angiomyolipoma
    2. リンパ管腫およびリンパ管腫症　Lymphangioma and Lymphangiomatosis
    3. 血管腫　Haemangioma
    4. 小児性血管内皮腫　Infantile haemangioendothelioma
  B. 悪性　Malignant
    1. 類上皮性血管内皮腫　Epithelioid haemangioendothelioma
    2. 血管肉腫　Angiosarcoma
    3. 未分化肉腫　Undifferentiated sarcoma (embryonal sarcoma)
    4. 横紋筋肉腫　Rhabdomyosarcoma
    5. その他　Others
III. 種々混成の腫瘍　Miscellaneous tumours
    1. 限局性線維性腫瘍（限局性線維性中皮腫，線維腫）Localized fibrous tumours (localized fibrous mesothelioma, fibroma)
    2. 奇形腫　Teratoma
    3. 卵黄嚢腫瘍　Yolk sac tumour (endodermal sinus tumour)
    4. 癌肉腫　Carcinosarcoma
    5. カポジ肉腫　Kaposi sarcoma
    6. Rhabdoid tumour
    7. その他　Others
IV. 分類不能腫瘍　Unclassified tumours
V. 造血およびリンパ性腫瘍　Haematopoietic and lymphoid tumours
VI. 転移性腫瘍　Metastatic tumours
VII. 上皮性異常　Epithelial abnormalities
    1. 肝細胞ディスプラジア　Liver cell dysplasia
    2. 胆管異常　Bile duct abnormalities
VIII. 腫瘍類似病変　Tumour-like lesions
    1. 過誤腫　Hamartomas
      ⅰ) 間葉性過誤腫　Mesenchymal hamartoma
      ⅱ) 胆管性過誤腫　Biliary hamartoma (microhamartoma, von Meyenburg complex)
    2. 先天性胆管嚢胞　Congenital biliary cysts
    3. 限局性結節性過形成　Focal nodular hyperplasia
    4. 代償性肝葉肥大　Compensatory lobar hyperplasia
    5. 肝紫斑症　Peliosis hepatis
    6. 異所発生　Heterotopia
    7. 結節性再生性過形成　Nodular transformation (nodular regenerative hyperplasia)
    8. 腺腫様過形成　Adenomatous hyperplasia
    9. 限局性脂肪化　Focal fatty change
    10. 炎症性偽腫瘍　Inflammatory pseudotumour
    11. 膵偽嚢胞　Pancreatic pseudocysts
    12. その他　Others

表 20. WHO classification of tumours of the liver and intrahepatic bile ducts (2010)[2]

Epithelial tumours: hepatocellular	Epithelial tumours: biliary
Benign ・Hepatocellular adenoma ・Focal nodular hyperplasia *Malignancy-associated and premalignant lesions* ・Large cell change (formerly "dysplasia") ・Small cell change (formerly "dysplasia") ・Dysplastic nodules 　　Low grade 　　High grade *Malignant* ・Hepatocellular carcinoma ・Hepatocellular carcinoma, fibrolamellar variant ・Hepatoblastoma, epithelial variants ・Undifferentiated carcinoma	*Benign* ・Bile duct adenoma (peribiliary gland hamartoma and others) ・Microcystic adenoma ・Biliary adenofibroma *Premalignant lesions* ・Biliary intraepithelial neoplasia, grade 3 (BilIN-3) ・Intraductal papillary neoplasia with low-or intermediate-grade intraepithelial neoplasia ・Intraductal papillary neoplasia with high-grade intraepithelial neoplasia ・Mucinous cystic neoplasm with low-or intermediate-grade intraepithelial neoplasia ・Mucinous cystic neoplasm with high-grade intraepithelial neoplasia *Malignant* ・Intrahepatic cholangiocarcinoma ・Intraductal papillary neoplasm with an associated invasive carcinoma ・Mucinous cystic neoplasm with an associated invasive carcinoma
Malignancies of mixed or uncertain origin ・Calcifying nested epithelial stromal tumour ・Carcinosarcoma ・Combined hepatocellular-cholangiocarcinoma ・Hepatoblastoma, mixed epithelial-mesenchymal ・Malignant rhabdoid tumour **Mesenchymal tumours** *Benign* ・Angiomyolipoma (PEComa: perivascular epithelioid cell tumour) ・Cavernous haemangioma ・Infantile haemangioma ・Inflammatory pseudotumour ・Lymphangioma ・Lymphangiomatosis ・Mesenchymal hamartoma ・Solitary fibrous tumour *Malignant* ・Angiosarcoma ・Embryonal sarcoma (undifferentiated sarcoma) ・Epithelioid haemangioendothelioma ・Kaposi sarcoma ・Leiomyosarcoma ・Rhabdomyosarcoma ・Synovial sarcoma	**Germ cell tumours** ・Teratoma ・Yolk sac tumour (endodermal sinus tumour) **Lymphomas** **Secondary tumours**

(Bosman FT, Carneiro F, Hruban RH, et al：WHO Classification of Tumours of the Digestive System, Fourth Edition, IARC Press, Lyon, 2010 より転載，一部改変)

3. 組 織 分 類

　肝細胞癌は基本的に，「実質は肝細胞，間質は血液を入れ，一層の内皮細胞で囲まれた類洞」という正常肝組織の基本構造が保たれているので，間質としての一層の内皮細胞に囲まれた類洞様血液腔の中に，肝細胞に似た腫瘍細胞島が浮遊する型をとる．

i．組織学的分化度

　肝細胞癌を細胞・構造異型より高分化，中分化，低分化の3段階に分け，さらに未分化癌を区別する（表21）．

高分化型肝細胞癌 well differentiated hepatocellular carcinoma（写真26〜29）．

　腫瘍細胞は2〜3列に並ぶ不規則な細い索状構造（thin-trabecular pattern）をとり，細胞質は好酸性で核異型に乏しく，正常肝細胞に比べて小さいが，核胞体比は大きい．全体的に細胞密度は増大し，不規則な細索状構造に加え，小さな偽腺管，種々の程度の脂肪化をしばしば伴う．Edmondson分類Ⅰ型およびⅡ型の一部に相当する．特に，腫瘍径1cm前後の肝癌は高分化なことが多く，中でも肉眼的に小結節境界不明瞭型を示し，結節内に門脈域の成分が残存する病変は，画像上ならびに生物学的に，従来の結節型肝癌とは異なっており，早期肝細胞癌として分類される．早期肝細胞癌とその類似病変の鑑別についてはp.52, 7.を参照．

中分化型肝細胞癌 moderately differentiated hepatocellular carcinoma（写真30〜37）．

　腫瘍細胞は数層〜それ以上の厚さの索状構造をとり，豊富な好酸性胞体を有し，核は大きく，核質に富み，核胞体比は正常肝細胞に比し大きな差異はない．偽腺管構造をしばしば伴う．Edmondson分類Ⅱ型の大部分，Ⅲ型のうち索状構造の明瞭なものに相当する．

低分化型肝細胞癌 poorly differentiated hepatocellular carcinoma（写真38〜41）．

　腫瘍細胞は明瞭な索状構造をとることなく充実性に増殖し，スリット状に血液腔や少数の血管が介在する．腫瘍細胞の好酸性は目立たなくなり，核胞体比は大きい．異形性の著しい単核，多核の巨細胞をはじめ腫瘍細胞の多形性pleomorphismが目立つ（写真40, 41）．索状構造の不明瞭なEdmondson分類Ⅲ型，およびⅣ型の一部に相当する．

未分化癌 undifferentiated carcinoma（写真42, 43）．

　腫瘍細胞は胞体に乏しく，短紡錘形から類円型の核を有し，充実性，髄様に増殖する．組織像のみでは肝細胞癌と診断困難な癌である．Edmondson分類Ⅳ型に相当する．

　註：組織像の優勢度について
　　　肝細胞癌は同一腫瘍のなかに2種類以上の組織型，多様な分化度を示す部分が混在することが多く，そのような症例では優勢な組織型・分化度に従って診断し，他の組織型，分化度を付記する（図11)[1]．
　　（例）　中分化型肝細胞癌，索状型，一部偽腺管型
文献：1）奥平雅彦，本橋郁子：肝細胞癌の組織学的異型度分類の提案．肝胆膵 22：463-470, 1991

ii．組織構造[註1]

索状型 trabecular type（plate-like type）：腫瘍細胞は内皮細胞のならぶ類洞様血液腔によって分けられた，種々の厚さの索状（thin-trabecular〜thick-trabecular）の構造をとる（写真26〜28, 31〜33)[註2]．

表 21. 肝細胞癌の分化度と組織学的特徴

分化度 Edmondson分類 腫瘍細胞の性状	高分化型 Ⅰ型	中分化型 Ⅱ型	*註2	低分化型 Ⅲ型	未分化癌 Ⅳ型
配列	細索状 小さな偽腺管	細索状←　中索状　→大索状 　　　　　偽腺管		索状構造不明瞭化 または充実型	充実型 または髄様
細胞密度	高 ———————	中		———————	高
細胞形質好酸性顆粒	明瞭 ———————			——————→	不明瞭
細胞形質好酸性顆粒の量	豊富 ———————			——————→	少, 貧
細胞の接着性	‖	╫		＋	－〜±
巨細胞	－	＋		╫	－〜±
脂肪化	高頻度	±		±	
胆汁産生	±	╫		＋〜	－

註 1: －, ±, ＋, ╫, ‖ はいずれも程度を示す. 矢印はそれぞれの方向への性状の変化を示す.

註 2: EdmondsonⅡ型のうち, 索状構造の幅が細いものは高分化型, Ⅲ型のうち, 索状構造が明瞭で多形性が比較的軽微なものは中分化型, Ⅳ型のうち, 不明瞭ながら索状構造がうかがえるものは低分化型と解釈される.

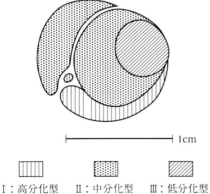

図 11. 小さな肝細胞癌の分化度分類の模型図[1)]

Ⅰ, Ⅱ, Ⅲはそれぞれ高分化型, 中分化型, 低分化型を示すが, このように異なる分化度の癌組織からなる結節は, 辺縁に高分化型, 内部に低分化型癌組織を伴う中分化型肝細胞癌と記載する.

Ⅰ：高分化型　　Ⅱ：中分化型　　Ⅲ：低分化型

偽腺管型 pseudoglandular type (acinar type)：大小種々の大きさの腺管様構造をとるもの (写真 34, 35). 胆汁を入れた, あるいは胆汁を入れていない毛細胆管が腺管腔様に拡張したものや, 一層の細胞が並んで大きな腺腔を形成したものとしてみられる. 後者は充実性索状構造をとる腫瘍の中心部細胞の変性・崩壊によって形成されることもあり, 腺腔内に脂肪をとりこんだ大食細胞, 線維素様浸出物, 細胞破片や均質な膠質様物質などを入れている.

充実型 compact type：基本的には索状構造をとっているが，腫瘍細胞が充実性に増殖し，間質としての類洞様血液腔が少なくなったもの（写真39）。

硬化型 scirrhous type：腫瘍細胞索が大量の線維性間質によってとり囲まれた構造をとるもの（写真36）。

註1：この分類は組織学的特徴を主としたものであり，WHOの肝細胞癌の組織分類に準拠している。腫瘍細胞の細胞学的あるいは機能的表現については別に扱うこととする（下記 iii. 細胞学的性状を参照）。

註2：索状型の腫瘍細胞索の太さは，腫瘍の発育速度と関連があるようで，一般に，細い索状のものより，太い索状のものの方が増殖が早い傾向がある。

iii. 細胞学的性状

腫瘍細胞の細胞学的あるいは機能的表現として次の諸性状があげられる。

多形性 pleomorphic：腫瘍細胞の細胞形質および核の大きさ，形状，染色性に著しいバラツキがみられ，奇異な巨細胞も出現する。核質の増量が目立つ。腫瘍細胞相互間の接着性が失われ，索状構造の不明瞭化もみられる（写真40，41）。

淡明細胞 clear cell：腫瘍細胞が淡明な細胞形質をもつもの（写真37）。

好酸性細胞 oncocyte-like cell：fibrolamellar carcinoma の腫瘍細胞は通常，著明な好酸性，顆粒状の豊富な胞体を有している（写真45，46）。この好酸性顆粒は多数のミトコンドリアによるもので，リンタングステン酸ヘマトキシリン（PTAH）染色で染め出される。これらの細胞の核は大きく，クロマチンに富み，大きな好酸性の核小体を有している。核分裂像はまれである。Oncocyte-like cell は通常の肝細胞癌にもみられることがあるが，癌組織の一部，小範囲にみられるにすぎない。

紡錘型細胞 spindle cell（pseudosarcomatous or sarcomatoid）：腫瘍細胞は紡錘型で，線維肉腫や筋原性肉腫との鑑別が困難なことがある。通常，肝細胞癌の上皮成分が pseudosarcomatous な部に入り混じっている（写真47，48）。このような部分的な紡錘型細胞化は他の多くの上皮性腫瘍でもみられる像である。しかし，紡錘型細胞のみから成るものは肝細胞由来でない可能性が強い。

糖原 glycogen：腫瘍細胞は種々の量の糖原を含有している。

脂肪 fat：腫瘍細胞内に存在する中性脂肪は，細滴性ないし大滴性など種々である。H&E 染色標本で容易に認識できる腫瘍細胞の脂肪化は，高分化型のものにみられることが多い（写真29，30）。

胆汁産生 bile production：胆汁色素は，腫瘍細胞形質内，毛細胆管内，あるいは偽腺管腔内に，小顆粒状の形や胆汁栓などの形で存在する。胆汁産生がみられれば，肝細胞癌の確定診断が可能である。これは比較的分化度の高いものにみられることが多い（写真34）。

細胞形質内封入体 intracytoplasmic inclusion bodies（写真49〜51）：これには球状硝子体（globular hyaline bodies），Mallory 小体（Mallory's hyalin）と pale body がある。

球状硝子体は腫瘍細胞内で核の近傍にみられる，好酸性の強い均質な円形小体で，この小体

と細胞形質との間には明暈をみることが多い。

Mallory 小体は腫瘍細胞形質内にみられる，不規則，粗大な網目状，硝子様の構造物で，エオジンに濃染する球状硝子体とともに電顕的には intermediate filament の変形，凝集としてみられる。

Pale body は癌細胞の分泌障害により小胞体内に貯溜した fibrinogen であることが多い。fibrolamellar carcinoma によくみられるが，通常の肝細胞癌にもみられることがある。

4. 特殊型

Fibrolamellar carcinoma：肝硬変のない若年成人に好発し黄白色調の充実性の腫瘍で（写真44），好酸性顆粒状の豊富な胞体をもつ癌細胞は索状，あるいはシート状に配列し，その間に層状構造を示す硝子化結合織の増生をみる特徴的な組織像を呈す。わが国ではまれであり，硬化型肝細胞癌と混同しないよう注意を要する（写真45，46）。

5. 肝内転移と多中心性発生

i. 肝内転移 intrahepatic metastasis（im）

以下の病変は肝内転移癌巣と診断し，その有無を im（−），im（＋）で記載する。

1) 門脈腫瘍栓あるいは，これを基盤として増殖したと考えられる癌病変
2) 最大の癌腫の近傍に多く，離れるに従って数が少なくなるような癌病変群
3) 孤立性の癌病変でも，最大の癌腫の近傍にあり，それに比して明らかに小さく，かつ組織型がそれと同様か，分化度が低い癌病変

しかし，転移巣か多中心性発生か判断困難な癌病巣もみられ，その場合はその旨を記す。

ii. 多中心性発生 multicentric occurrence

肝細胞癌の複数病変がみられ，異型結節や既存の肝構築を保つ早期肝細胞癌，さらに中分化，あるいは低分化癌組織の辺縁に高分化癌組織の存在を認める肝細胞癌は，その場で発生し増殖しつつあることが強く推察され，これらの病変の存在は多中心性発生と考えられる。

参考：B型肝炎ウイルス DNA の肝細胞癌核 DNA への組み込みパターンの遺伝子レベルでの解析では，上記の基準で多中心性発生と考えられた複数の結節は，異なる組み込みパターンを示すことが多い。すなわち，多くは異なるクローンであり，多中心性発生の考えが裏付けられつつある。

文献：1) Sakamoto M, Hirohashi S, Tsuda H, et al：Multicentric independent development of hepatocellular carcinoma revealed by analysis of hepatitis B virus integration pattern. Am J Surg Pathol 13：1064-1067, 1989
2) Tsuda H, Hirohashi S, Shimosato Y, et al：Clonal origin of atypical adenomatous hyperplasia of the liver and clonal identity with hepatocellular carcinoma. Gastroenterology 95：1664-1666, 1988

6. 被膜浸潤，血管侵襲，胆管侵襲などの記載のしかた

組織学的所見は eg, fc, fc-inf, s, n, v などの小文字を用いて記載する。

7. 早期肝細胞癌とその類似病変の診断基準

慢性肝炎，肝硬変を示す肝臓には，肉眼的に背景の肝構築を大きくは破壊していないが，結節として周囲より際だった病変がしばしば生じる。多くの場合，結節内には門脈域の成分，お

よび偽小葉間結合織が認められ，通常，大きさは径2 cm 以下である。以上の定義を満たす小結節性病変を以下の2つに分類する。

1) 早期肝細胞癌 early hepatocellular carcinoma（写真52〜54）

　　細胞密度の増大に加え，腺房様あるいは偽腺管構造，索状配列の断裂，不規則化などの構造異型が領域性をもってみられるもの，あるいは間質への浸潤を有するもので，細胞個々の異型は乏しいが，一般に細胞は小型化して，核胞体（N/C）比が増大する。細胞質では好酸性ないし好塩基性が増強する。通常，細胞密度の増大は周囲肝組織の約2倍以上である。しばしば脂肪化，淡明細胞化を伴う。癌細胞は膨張性に増殖するにいたっていないため，周囲肝組織との境界では癌細胞は隣接する肝細胞索を置換するように増殖し，境界は不明瞭なことが多い。肉眼的には，小結節境界不明瞭型に相当する。

2) 異型結節 dysplastic nodule

　　a．軽度異型結節 low-grade dysplastic nodule（写真55〜57）

　　第4版の腺腫様過形成 adenomatous hyperplasia に相当する病変で，周囲肝組織に比して細胞密度の軽〜中等度（2倍程度）の増大はあるが，構造異型はみられない。細胞はやや小型になるため核胞体比が軽度増加し，核は軽度の大小不同を示す。また，索状構造が周囲肝細胞よりも目立つ。

　　b．高度異型結節 high-grade dysplastic nodule（写真58〜60）

　　第4版の異型腺腫様過形成 atypical adenomatous hyperplasia に相当する病変で，部分的に細胞密度の高度（2倍以上）な部分を有する。あるいは，わずかの構造異型を有する結節で，癌か否かの判定が困難な境界病変（borderline lesion）といえるものである。

註1：「早期（early）」という表現は，癌発生から比較的早期の段階にあることを意味する。臨床的にも良好な予後を示すことから，早期肝細胞癌と定義した。上記の小結節病変は「軽度異型結節」，「高度異型結節」，「早期肝細胞癌」の順に細胞密度が次第に増加する一連の増殖性病変である。同じ高分化型肝細胞癌でも膨張性に増殖し，被膜を有するものは，hypervascular tumor として画像で描出され，組織学的に門脈侵襲，肝内転移を認めることがあるので，すでに進行癌とみなされる。

註2：「早期肝細胞癌」「高度異型結節」は通常型の肝細胞癌へ進行する潜在的能力の高い病変と理解される。

註3："結節内結節"像（"nodule-in-nodule" appearance）：早期肝細胞癌内部により分化の劣る癌組織が境界明瞭，膨張性に存在するとき，肉眼的ならびに組織学的に"結節内結節"像を呈することがあり，早期肝細胞癌の脱分化の形態的表現ともいえる。まれに，異型結節 dysplastic nodule 内に高分化癌組織が，境界明瞭，膨張性に増殖する場合にも同様の"結節内結節"像を呈することがある。

註4：大再生結節 large regenerative nodule とは肝硬変再生結節の大きなもので，顕微鏡的に周囲肝組織と同様の組織像を呈する。Liver cell dysplasia の像を伴うことがある。

文献：1) Takayama T, Makuuchi M, Hirohashi S, et al：Malignant transformation of adenomatous hyperplasia to hepatocellular carcinoma. Lancet 336：1150-1153, 1990

　　　2) Sakamoto M, Hirohashi S, Shimosato Y：Early stages of multistep hepatocarcinogenesis：adenomatous hyperplasia and early hepatocellular carcinoma. Human Pathol 22：172-178, 1991

3) 神代正道：早期肝癌と類似病変の病理．医学書院，東京，1996
4) International Working Party：Terminology of nodular hepatocellular lesion. Hepatology 22：983-993, 1995
5) Takayama T, Makuuchi M, Hirohashi S, et al：Early hepatocellular carcinoma as an entity with a high rate of surgical cure. Hepatology 28：1241-1246, 1998

III. 肝内胆管癌（胆管細胞癌）intrahepatic cholangiocarcinoma (cholangiocellular carcinoma)

1. 概　要

肝内に発生した胆管上皮に似る，あるいはそれに由来する細胞からなる上皮性悪性腫瘍。

肝内に灰白色，充実性の，硬い腫瘤を形成する。胆管内腔で腫瘤状に発育するものや，門脈域に沿って浸潤性増殖を示すものがある。腫瘍は，肝全体に比し，さほど大きくならない。また，出血や壊死をみることは少なく，肝硬変の併存は少ない。肝臓の被膜直下に存在する腫瘍は，多くの転移性肝癌と同様に癌臍を形成する。

2. 肉眼分類 （p.17 を参照）

3. 組織分類

胆管上皮に似た上皮で覆われた腺腔を形成し，線維性間質がよく発達しているものが多い。

肝内胆管癌（胆管細胞癌）は高分化型，中分化型，低分化型腺癌に分けられ，さらに特殊型（亜型）を区別する。同一の腫瘍中で2種類以上のパターンを示す場合，量的に優勢（predominant）な組織像を以て分類することを原則とする。

i. 腺癌 adenocarcinoma

管腔構造をとることが多いが，時にコード状あるいは乳頭状の増殖を示す。腫瘍細胞の大きさや量は種々で，立方状，円柱状ないし多型性で，核はクロマチンに富み，核小体は目立たない。胆管上皮に似ており，腫瘍細胞内あるいは管腔内に必発的に粘液産生をみる（写真61, 62）。周囲に種々の程度の線維性間質を伴う。腫瘍の多くが硝子様線維化で占められる例もある。門脈域を取り込む様に増殖する例が多く，被膜形成は通常みられない。肝細胞癌に比し，血管内に侵入することは少ない。癌が肝門部に近づくと神経周囲浸潤（写真63）の頻度が高くなる。血管内や神経周囲に浸潤した肝内胆管癌は，腺腔を形成して発育する性状がある（写真64）。

高分化型腺癌 well differentiated adenocarcinoma

種々の大きさの管腔構造を示し，乳頭状の増殖もみられる。腫瘍細胞の大小不同は軽度か，乏しい。

中分化型腺癌 moderately differentiated adenocarcinoma

腺腔形成に加え，コード状あるいは篩状の増生を示す成分が混在する。腫瘍細胞の大小不同や核異型が目立つ。

低分化型腺癌 poorly differentiated adenocarcinoma

腺腔構造が不明瞭となり，コード状，小集団状の増生を示すが，腺腔形成もみられる。腫瘍細胞や核の大小不同，多型性や核小体が目立つ。下記の特殊型の成分を部分的に認める例

がある．

　ii． **特殊型** special type, variants

腺扁平上皮癌 adenosquamous cell carcinoma, 肉腫様癌 sarcomatous carcinoma（特に紡錘細胞型肉腫様癌），粘液癌 mucinous carcinoma, 粘表皮癌 mucoepidermoid carcinoma, 印環細胞癌 signet ring cell carcinoma, 扁平上皮癌 squamous cell carcinoma, 小細胞癌 small cell carcinoma などがこれに含まれる．いずれもきわめてまれなものである．

　付記．胆管上皮内腫瘍性病変

従来，胆管乳頭腫（症），粘液産生胆管腫瘍，胆管腔と交通を示す胆管嚢胞腺腫/腺癌，また顕微鏡下に同定される胆管上皮ディスプラジアや胆管上皮異型病変として知られていた病変が，2010 年の WHO 消化器腫瘍分類で，以下の 2 つの病変に分類された．

　i． **胆管内乳頭状腫瘍** intraductal papillary neoplasm of bile duct（IPNB）（写真 65）

肉眼的に同定される乳頭状腫瘍性病変であり，腫瘍部胆管は拡張し，嚢胞状あるいは瘤状の拡張を示す例もある．殆どの例で胆管との交通が証明される．粘液の過分泌，粘液貯溜を伴う症例が少なくない．顕微鏡的には，狭い線維性血管芯を伴う上皮の乳頭状の増殖であり，管状成分も混在する（写真 65）．腫瘍性上皮として，膵管・胆管固有上皮，化生腸上皮，オンコサイト型上皮，胃型上皮があり，また異型度により，軽度異型～中等度異型（境界病変），高度異型（上皮内癌を含む）があり，病変部胆管では，乳頭状腫瘍に接して胆管粘膜面に沿って腫瘍性上皮細胞が上皮内進展を示す例が多く，また胆管壁内外への浸潤像を示す例もある（浸潤性胆管内乳頭状腫瘍）．肉眼的には，肝内胆管癌の胆管内発育型の形態を示す．肝粘液嚢胞性腫瘍との鑑別点として，壁に卵巣様間質がない点，胆管と交通している点が重要である．

　ii． **胆管内上皮内腫瘍** biliary intraepithelial neoplasia（BilIN）（写真 66～68）

顕微鏡下で同定される大型胆管上皮の腫瘍性病変であり，平坦型あるいは微小乳頭状の形態を示し，異型度により BilIN-1，BilIN-2，BilIN-3 に分類される．BilIN-1 は，軽度ディスプラジア（写真 66），BilIN-2 は中等度ディスプラジア（写真 67），BilIN-3 は高度ディスプラジア（上皮内癌を含む）に相当する（写真 68）．肝内結石症などの慢性胆管炎例や肝内胆管癌の背景胆管でみられることが多い．

文献：1) Zen Y, Adsay NV, Bardadin K, et al：Biliary intraepithelial neoplasia：an international interobserver agreement study and proposal for diagnostic criteria. Mod Pathol 20：701-709, 2007
　　　2) Nakanuma Y, Curabo MP, Franceschi S, et al：Intrahepatic cholangiocarcinoma. In：WHO Classification of Tumours of the Digestive System；World Health Organization of Tumours（4th edition, eds. Bosman FT, Carneiro F, Hruban RH, Theise ND）. IARC, Lyon, 2010, pp.217-224

IV． 細胆管細胞癌 cholangiolocellular carcinoma

肉眼的に肝内胆管癌に類似するが，約半数は慢性肝炎あるいは肝硬変を合併する．異型に乏しい小型，類円形の腫瘍細胞が，豊富な線維性間質を伴い，増生細胆管や Hering 管に類似す

る小管腔構造を示し，それらが互いに不規則に吻合するように増殖し，増殖先端部では腫瘍細胞は肝細胞索と連続している（写真69, 70）。肝内胆管癌と異なり，粘液産生を認めない。一部に肝細胞癌あるいは肝内胆管癌類似の組織像を伴うことが多い。ただし，現時点ではこのような所見があっても混合型肝癌とはしない。

V. 粘液嚢胞腺腫 mucinous cystadenoma・粘液嚢胞腺癌 mucinous cystadenocarcinoma（粘液嚢胞性腫瘍 mucinous cystic neoplasm of the liver：MCN）

1. 分　類

　i. 粘液嚢胞腺腫 mucinous cystadenoma（MCN with low- or intermediate-grade intraepithelial neoplasia）

　ii. 粘液嚢胞腺癌 mucinous cystadenocarcinoma （MCN with high-grade intraepithelial neoplasia or an associated invasive carcinoma）（写真71～73）

明瞭な線維性被膜を持つ単房性あるいは多房性の囊胞性腫瘍で，囊胞壁内に囊胞形成を有する例が多い（写真71）。水様あるいは出血性あるいは粘液性の内容物を有する。肝左葉に多くみられ，女性に好発する。胆管との交通は一般的にはないとされているが，手術標本で交通が証明される例がある。顕微鏡的に，囊胞内面は乳頭状あるいは平坦な腫瘍性の立方～円柱上皮で覆われ，胞体は淡明で粘液染色でしばしば陽性となる。特徴的所見として上皮下囊胞壁に卵巣様の間質があり，間質細胞にプロゲステロン受容体やエストロゲン受容体の発現をみる（写真72）。上皮細胞の異型度により，軽度～中等度異型，高度異型（上皮内癌を含む）があり，壁内外への浸潤像（腺癌）を示す例もあり（写真73），浸潤例では囊胞内面に乳頭状あるいは充実性の腫瘤をみる。軽度～中等度異型例を粘液囊胞腺腫，高度異型および壁内外浸潤例を粘液囊胞腺癌と呼ぶ。また両成分は時として混在する。

従来，胆管囊胞腺腫/腺癌 biliary cystadenoma, cystadenocarcinoma と呼ばれていた腫瘍で，胆管壁に卵巣様間質を認める例に相当する。

2. 付　記

肝囊胞性腫瘍の鑑別診断として，腫瘍性病変としては，胆管内乳頭状腫瘍の囊胞形成型 cystic type of intraductal papillary neoplasm of bile duct，漿液囊胞性腫瘍 serous cystic neoplasm，肝囊胞から発生した肝内胆管癌 cholangiocarcinoma arising in hepatic cysts，囊胞形成を示す肝内胆管癌 intrahepatic cholangiocarcinoma showing cystic change などがあり，その他非腫瘍性病変としては，単純性肝囊胞 simple hepatic cyst，出血性肝囊胞 hemorrhagic cyst of liver，肝門部囊胞 peribiliary cyst，線毛前腸性肝囊胞 hepatic foregut cyst などがある。

文献：1）Tsui WMS, Adsay NV, Crawford JM, et al：Mucinous cystic neoplasm of the liver. In：WHO Classification of Tumours of the Digestive System：World Health Organization of Tumours（4th edition, eds. Bosman FT, Carneiro F, Hruba RHn, Theise ND）. IARC, Lyon, 2010, pp.236-240

　　　2）Zen Y, Pedica F, Patcha VR, et al：Mucinous cystic neoplasms of the liver：a clinicopathological study and comparison with intraductal papillary neoplasms of the bile duct. Mod Pathol 24：1079-1089, 2011

VI. 混合型肝癌（肝細胞癌と肝内胆管癌の混合型）combined hepatocellular and cholangiocarcinoma

単一腫瘍内に肝細胞癌と肝内胆管癌へ明瞭に分化した両成分が混ざり合っている(写真74)。肝細胞癌成分は通常の肝細胞癌成分である。肝内胆管癌成分は腺癌であり，粘液産生を伴う（写真75, 76)。

註：肝内で肝内胆管癌の腫瘍と肝細胞癌の腫瘍が離れて存在するものは重複癌として扱う。

VII. 肝芽腫 hepatoblastoma

胎児期，胎生期の肝実質に類似する悪性腫瘍で，間葉成分を伴うものと伴わないものがある。新生児期および小児期にみられることが多い。本腫瘍の定義，分類は，日本病理学会小児腫瘍組織分類委員会編『小児腫瘍組織カラーアトラス，第5巻，肝臓，胆囊，膵臓腫瘍』（金原出版，東京，2010）に準ずる。それによるとつぎの6型4亜型に分けられる。

1) 胎児型
   a) Well-differentiated subtype (pure fetal type)
   b) Mitotically active subtype (crowded fetal type)
2) 胎芽型
3) 胎児・胎芽混在型
4) 大索状型
5) 未分化小細胞型
6) 上皮・間葉混合型
   a) Simple subtype
   b) Teratoid subtype

VIII. その他

肉腫をはじめ肝臓に原発するまれな悪性腫瘍が含まれる。

C. 非癌部の組織学的所見（f）

f_0：線維化なし

f_1：門脈域の線維性拡大

f_2：線維性架橋形成

f_3：小葉のひずみを伴う線維性架橋形成

f_4：肝硬変

註 1：本所見は切除標本や剖検標本の病理組織所見にも用いる。
註 2：しばしば肉眼所見と組織学的所見はくいちがうことがある。
文献：1) Takano S, Yokosuka O, Imazeki F, et al：Incidence of hepatocellular carcinoma in chronic hepatitis B and C：a prospective study of 251 patients. Hepatology 21：650-655, 1995
2) 市田文弘，小俣政男，辻　孝夫，他：慢性肝炎の肝組織診断基準―新犬山分類―．第19回犬山シンポジウム記録，"C型肝炎，肝炎ウイルス，犬山分類の再検討"．東京，中外医学社，1996

病理写真

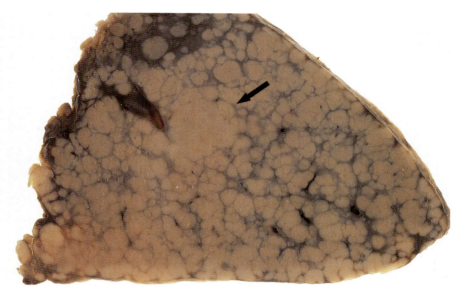

写真 1. 肝細胞癌　小結節境界不明瞭型（早期肝細胞癌）
径 1 cm の小型肝癌切除例で境界不明瞭な結節としてみられる。組織学的には高分化で結節内に多数の門脈域を含む。（写真 52〜54 参照）

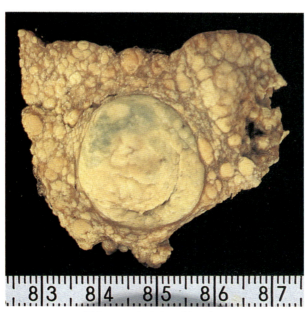

写真 2. 肝細胞癌　単純結節型
癌結節が周囲の肝実質と明確に区分される癌腫。

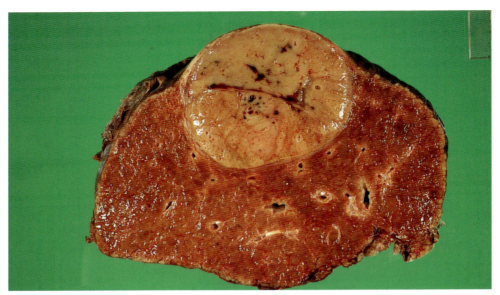

写真 3. 肝細胞癌　単純結節型

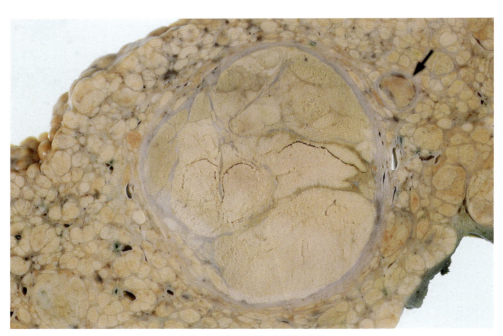

写真 4. 肝細胞癌　単純結節型
　癌結節には明瞭な線維性被膜および隔壁がみられる。衛星結節（矢印）を伴っている。

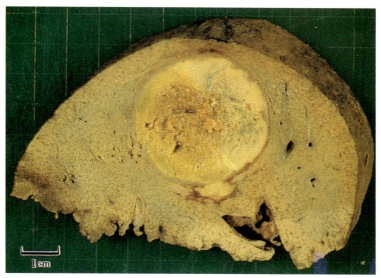

写真 5. 肝細胞癌　単純結節周囲増殖型
大きさに関する規定はなく，単純結節周囲増殖型の典型例である。

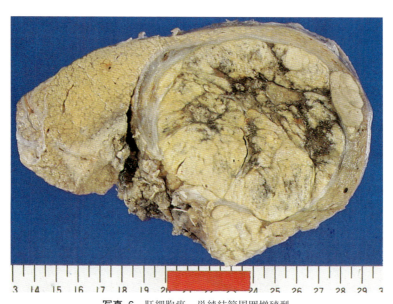

写真 6. 肝細胞癌　単純結節周囲増殖型
大きさに関する規定はなく，2区域を占める癌腫であるが境界明瞭であるので塊状型の範疇には入らない。

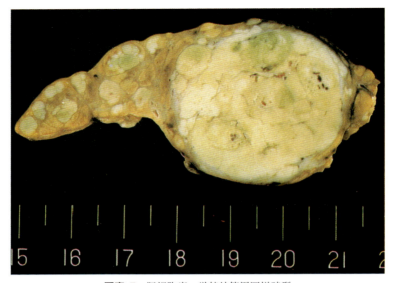

写真 7. 肝細胞癌　単純結節周囲増殖型
主腫瘍から距離をへだてて肝内転移巣をみるが，主腫瘍の形態を重視し，単純結節周囲増殖型とする。肝内転移は多結節性とはしない。

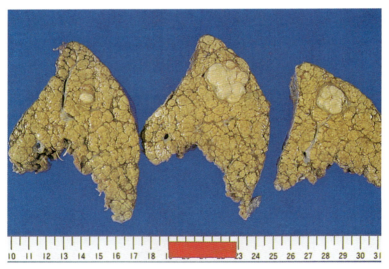

写真 8. 肝細胞癌　多結節癒合型

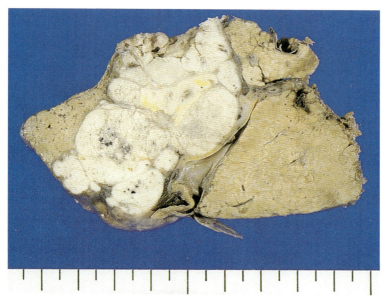

写真 9. 肝細胞癌　多結節癒合型（大型）
　多結節癒合型は大小さまざまであり（写真 8, 9），塊状型と混同しやすい結節型（写真 10）も存在する．

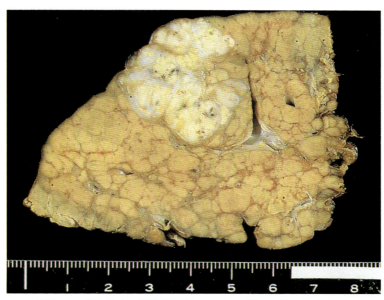

写真 10. 肝細胞癌　塊状型と混同しやすい結節型（多結節癒合型）
　癌部と非癌部との境界が不規則であるが明瞭である部分が優勢であれば多結節癒合型とし，塊状型としない．

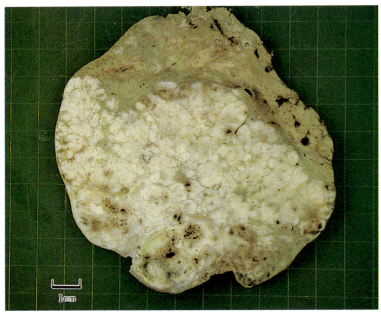

写真 11. 肝細胞癌　塊状型
　癌部と非癌部との境界が不明瞭かつ不規則である大型の癌腫であることを原則とし，1区域以上を占居することが多く，Eggel が提唱した massive type に相当するものである。

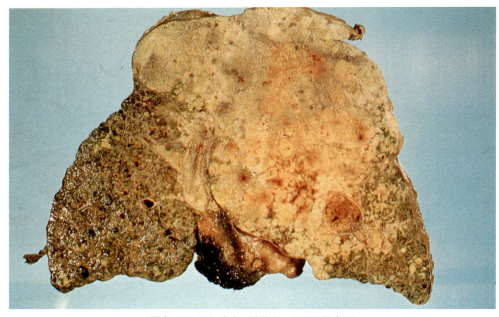

写真 12. 肝細胞癌　塊状型，肝硬変併存例

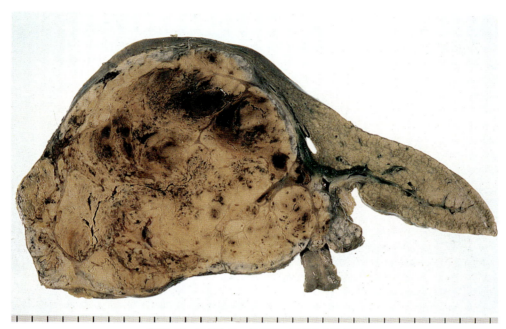

写真 13. 肝細胞癌　塊状型，肝硬変非併存例

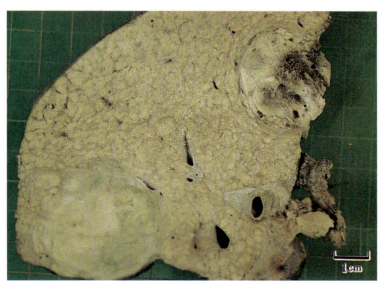

写真 14. 肝細胞癌　結節が複数個存在する場合（多結節性）
　結節が複数個存在する場合には多結節性とし，それぞれの結節の肉眼分類を併記する。

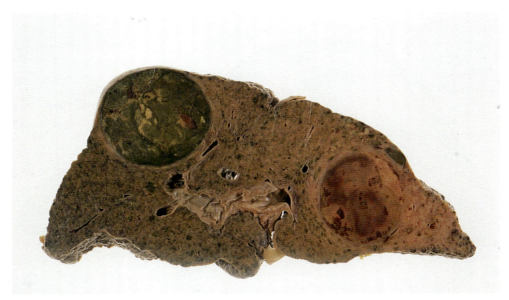

写真 15. 肝細胞癌　単純結節型 2 個（多結節性）

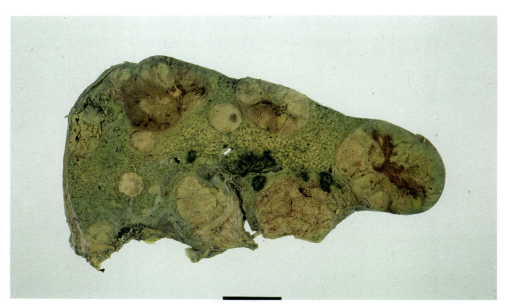

写真 16. 肝細胞癌　単純結節型多数（多結節性，肝硬変非併存例）

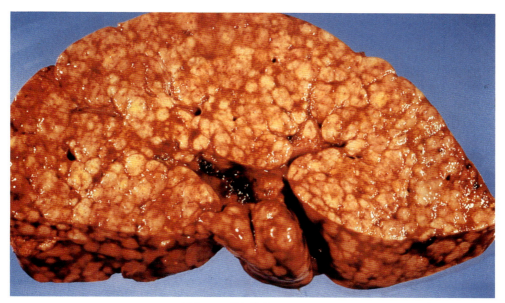

写真 17. 肝細胞癌　びまん型

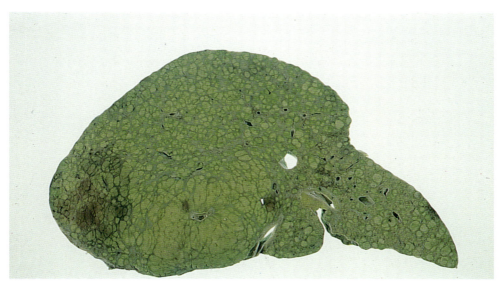

写真 18. 肝細胞癌　びまん型

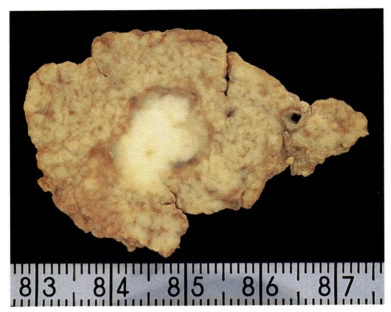

写真 19. 肝細胞癌　浸潤型
　癌部と非癌部の境界が不規則で，浸潤性増殖が目立つ。硬化型肝細胞癌や比較的小さな低分化型肝細胞癌のことが多い。小結節境界不明瞭型（早期肝細胞癌）と混同しないよう注意を要する。

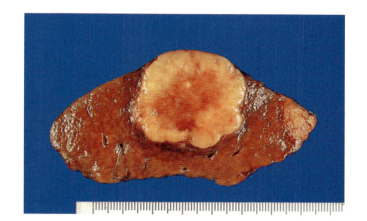

**写真 20. 肝内胆管癌（胆管細胞癌）
腫瘤形成型**
　肝実質内の，癌部・非癌部の境界
が明瞭な限局性腫瘤。

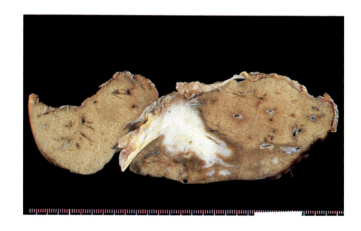

**写真 21. 肝内胆管癌（胆管細胞癌）
胆管浸潤型**
　癌は胆管および周囲の結合組織に
限局しており，胆管の長軸方向へ進
展している。肝実質には浸潤してい
ない。

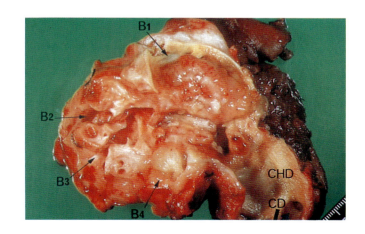

**写真 22. 肝内胆管癌（胆管細胞癌）
胆管内発育型**
　切開された胆管の粘膜に内腔へ向
かって発育した乳頭状の腫瘤がみら
れる。

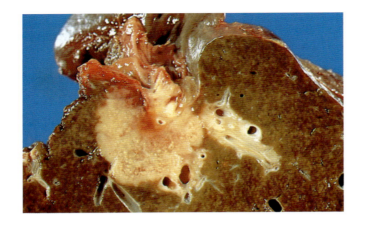

写真 23. 肝内胆管癌（胆管細胞癌）
　腫瘤形成型＋胆管浸潤型
　太い胆管を中心として発生した癌腫が肝実質へも浸潤している。胆管の長軸方向への進展と同時に，肝実質へも浸潤し，この写真では肝実質浸潤部分の方が面積が広いので，「腫瘤形成型＋胆管浸潤型」となる。

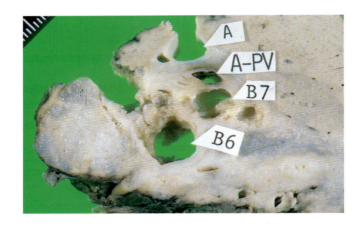

写真 24. 肝内胆管癌（胆管細胞癌）
　腫瘤形成型＋胆管内発育型
　写真左側に肝実質へ浸潤している部分があり，その病変は胆管壁に連続し，さらに胆管内腔へ乳頭状発育を示す部分をあわせ持っている。

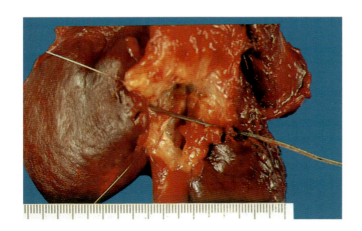

写真 25. 肝内胆管癌（胆管細胞癌）
　胆管浸潤型＋胆管内発育型
　胆管壁は癌浸潤のために肥厚しており，同時に胆管内腔への乳頭状発育も認められる。

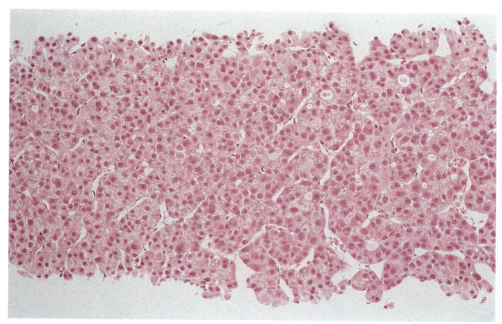

写真 26. 高分化型肝細胞癌　細索状型
癌細胞はほぼ2層性に配列し，不規則な細索状構造を示す。
（エコー下細針生検標本，H & E 染色，×100）

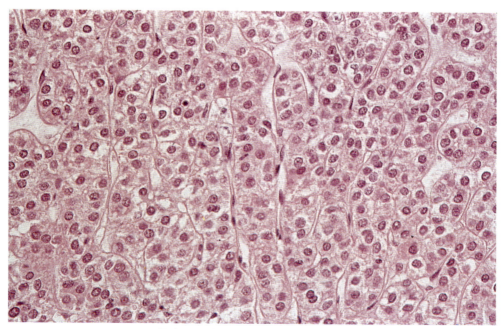

写真 27. 高分化型肝細胞癌　細索状型
癌細胞は異型に乏しい．核胞体比が大きく 2-3 層に並んだ細索状
配列を示す。（H & E 染色，×200）

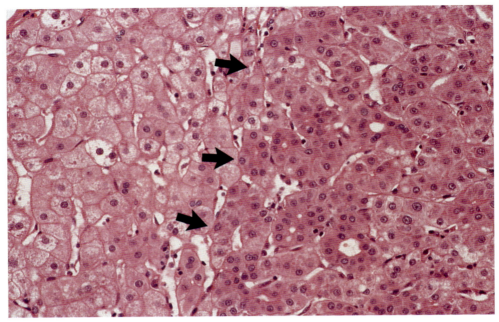

写真 28. 早期肝細胞癌の境界部
　癌部（矢印）は非癌部肝細胞領域の2倍以上の細胞密度で，染色性を増し，不規則な細索状構造とともに偽腺管形成がみられる。境界部では癌細胞は肝細胞を置換するように増殖している。
（H&E 染色，×200）

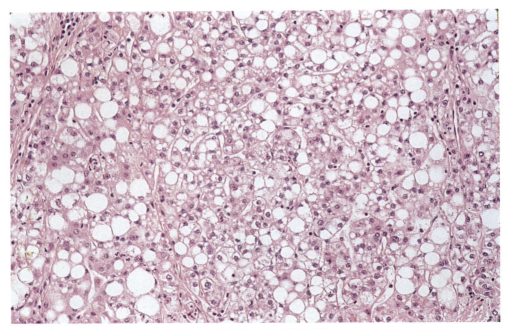

写真 29. 脂肪化を伴う早期肝細胞癌
　不明瞭ながらも不規則な索状構造がうかがえる。小さな生検材料で脂肪化がいちじるしいときは診断が困難なことが少なくない。
（H&E 染色，×100）

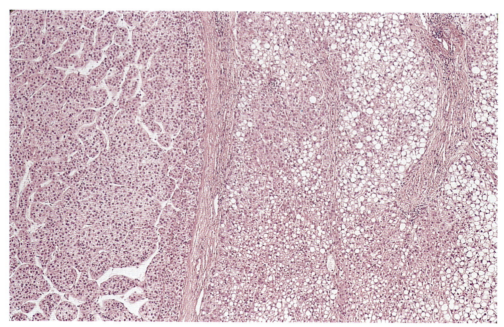

写真 30. 組織多彩性を示す肝細胞癌
　脂肪化を伴う高分化型癌の中に線維性隔壁によって明瞭に境界された索状型中分化型癌（左1/3）がみられる。（H&E染色，×20）

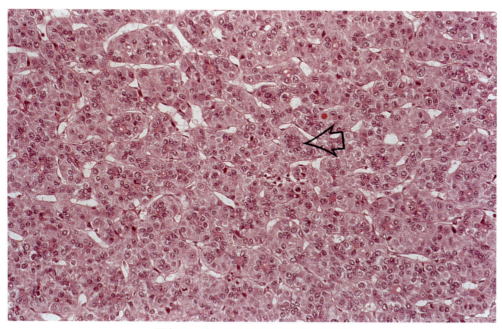

写真 31. 高〜中分化型肝細胞癌　索状型
　癌細胞は2〜数層に並ぶ索状配列を示すと共に，多数の腺房様構造（矢印）がみられる。高分化型ないし中分化型の癌とみなされる。（H&E染色，×100）

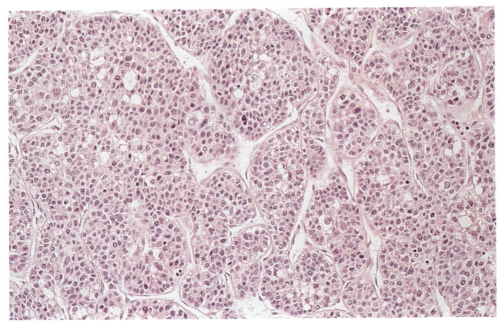

写真 32. 中分化型肝細胞癌　中索状型
　20～30 から数十個の癌細胞が 1 層の内皮細胞に覆われて島状に配列している。従来から知られている古典的な肝細胞癌の組織像である。(H & E 染色, ×100)

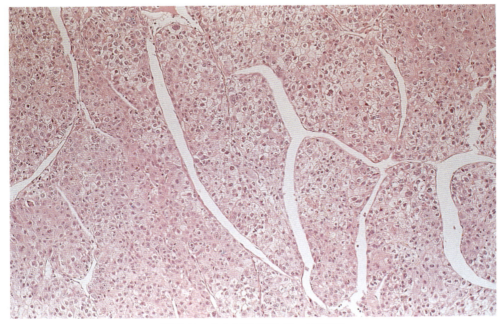

写真 33. 中分化型肝細胞癌　大索状型
　癌細胞は敷石状に配列し, 幅の広い索状構造を示す。
(H & E 染色, ×50)

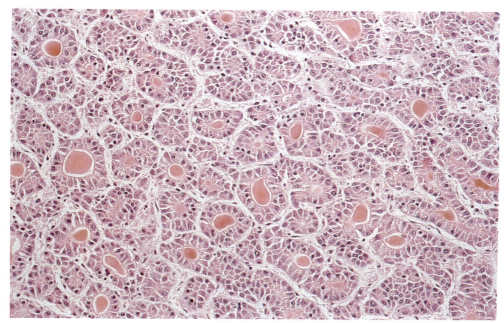

写真 34. 中分化型肝細胞癌　偽腺管型
索状構造に加え多数の偽腺管構造がみられる。内腔には胆汁をいれている。（H&E 染色，×100）

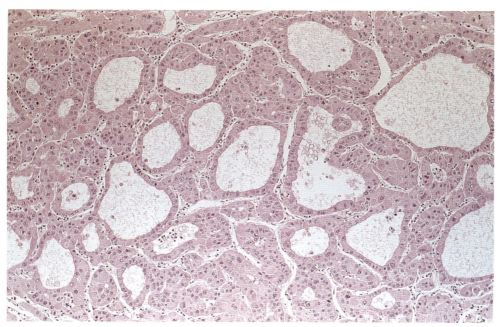

写真 35. 中分化型肝細胞癌　偽腺管型
癌細胞は大きく拡張した腺腔構造を示して配列し，索状配列は不明瞭になっている。（H&E 染色，×50）

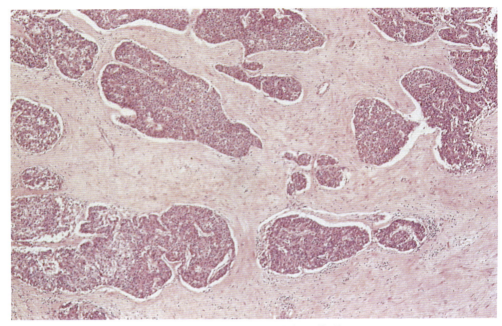

写真 36. 中分化型肝細胞癌　硬化型
間質である類洞様血液腔は線維性結合織で置換され，癌細胞巣は萎縮傾向にある。(H & E 染色，×20)

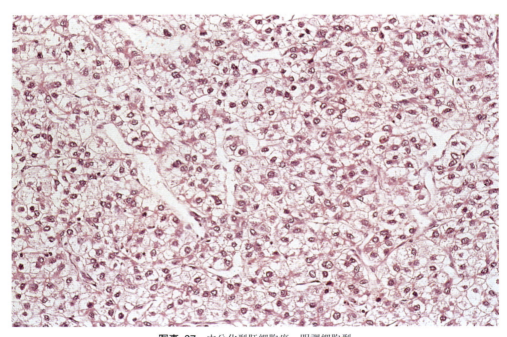

写真 37. 中分化型肝細胞癌　明調細胞型
癌細胞の胞体は水様透明である。胞体は PAS 染色で陽性に染まり，超微構造的に，多数のグリコーゲン顆粒に加え，少数の脂肪顆粒がみられる。(H & E 染色，×200)

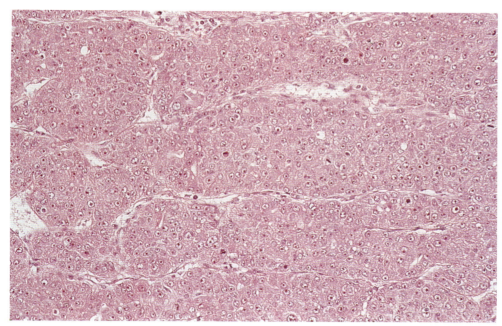

写真 38. 低分化型肝細胞癌　大索状型
不明瞭な索状構造はうかがえるが，癌細胞はほぼ充実性に増殖している。(H & E 染色，×100)

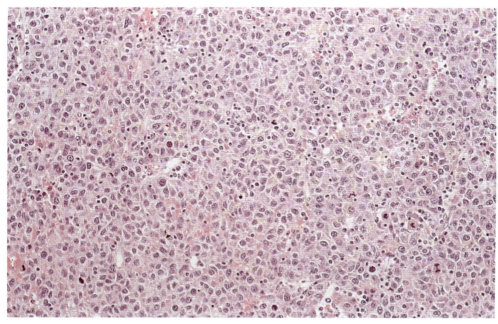

写真 39. 低分化型肝細胞癌　充実型
癌細胞は充実性に増殖しており，細胞異型も目立つ。
(H & E 染色，×200)

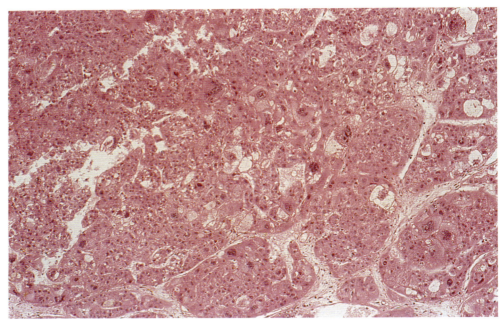

写真 40. 低分化型肝細胞癌
多数の bizzare な単核あるいは多核の巨細胞がみられる。不明瞭ながら索状構造がうかがえる。(H & E 染色, ×20)

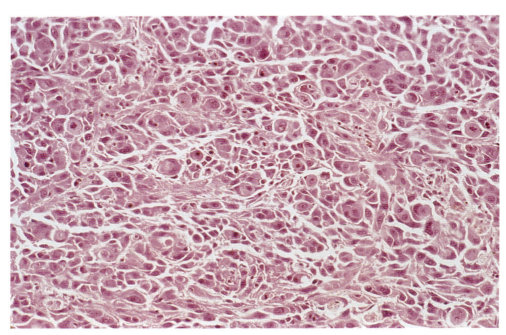

写真 41. 低分化型肝細胞癌
巨細胞を混じえ, 多形性に富む癌細胞が索状構造をとることなく, 充実性に増殖している。(H & E 染色, ×100)

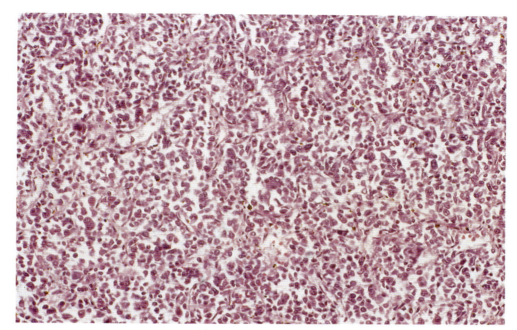

写真 42. 肝細胞癌　未分化癌
　癌細胞は類円形ないし短紡錘形の核を有し，裸核状で髄様に増殖しており，組織像のみからでは肝細胞癌の診断は困難である。
(H＆E染色, ×100)

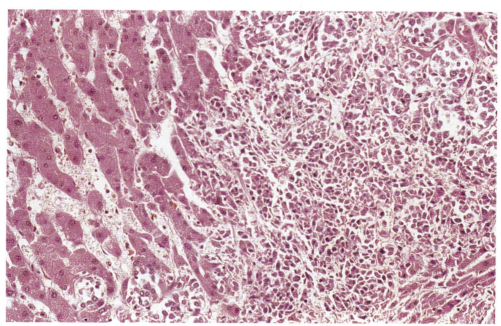

写真 43. 肝細胞癌　未分化癌の増殖先端
　癌細胞は類洞内を浸潤性に増殖している。(H＆E染色, ×100)

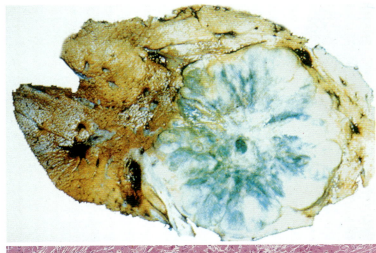

写真 44. 肉眼像

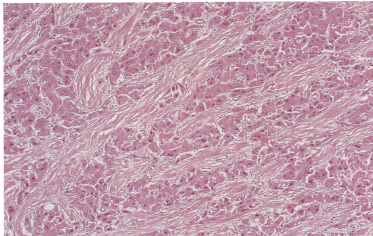

写真 45. 組織像
（H & E 染色, ×100）

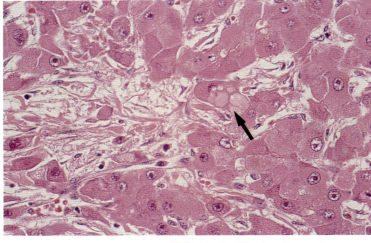

写真 46. 組織像
（H & E 染色, ×400）

写真 44-46. Fibrolamellar carcinoma
　　肉眼的に白色調で，境界は分葉状の凹凸を示し，中心部より放射状に伸びる瘢痕様線維帯など，限局性結節性過形成 focal nodular hyperplasia に似た像を示している。組織学的に癌細胞は多角形，好酸性の豊富な胞体を有し，類円形の核は大型の好酸性核小体を持っている。間質は特徴的な層状の線維性結合織よりなる。癌細胞にはしばしば pale body（写真 46, 矢印）を認める。

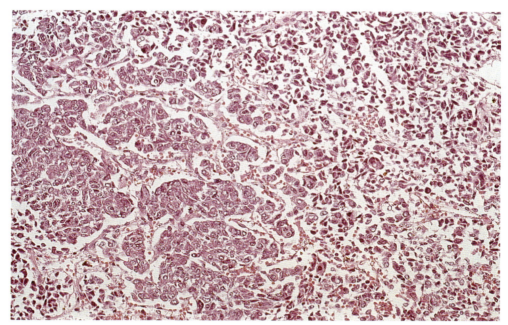

写真 47. 肉腫様変化を示す肝細胞癌
索状構造を示す癌細胞が肉腫様に変化している。
(H & E 染色, ×100)

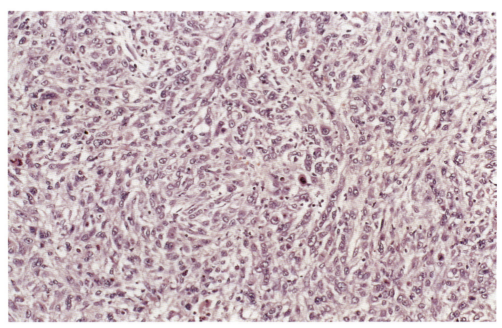

写真 48. 肉腫様変化を示す肝細胞癌
肉腫様の部分は類円形ないし短紡錘形の癌細胞が錯走するように
増殖している。(H & E 染色, ×200)

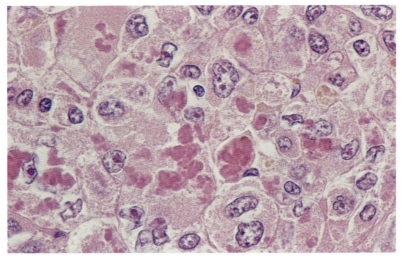

写真 49. 網状硝子様封入体
（reticular hyalin, Mallory body）
いもむし様，不整形な好酸性封入体である。
（H&E染色，×400）

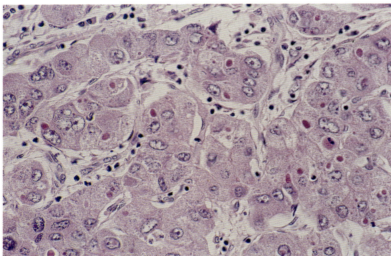

写真 50. 球状硝子様封入体
（globular hyalin）
球状の好酸性封入体である。超微構造的には球状硝子様封入体，網状硝子様封入体とも intermediate filament の変性，凝集としてみられ，前者は境界明瞭で円形であるのに対し，後者は不整形を呈する。

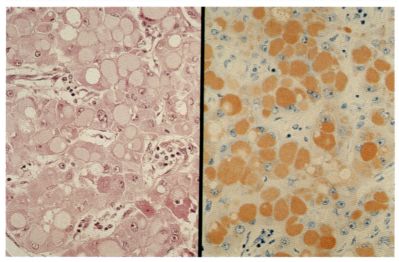

写真 51. pale body
無構造，円形の封入体としてみられる。癌細胞の分泌障害により囊状に拡張した小胞体に貯溜した fibrinogen のことが多い。Fibrolamellar carcinoma によくみられるが，通常の肝細胞癌にもみられることがある。
（左：H&E染色，×100，右：抗フィブリノーゲンに対する免疫染色陽性反応，×100）

写真 49-51. 肝細胞癌にみられる細胞形質内封入体

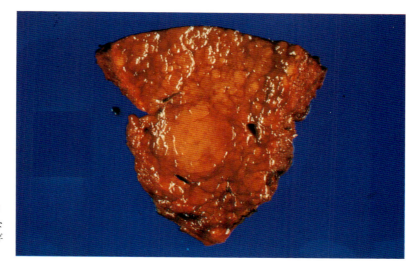

写真 52. 早期肝細胞癌　肉眼像
　最大径 16 mm の境界不明瞭な結節中には，既存の肝構築が残存している。

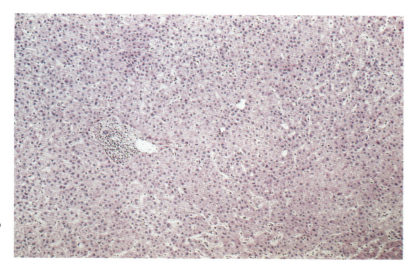

写真 53. 早期肝細胞癌　組織像
　結節中には胆管を含む門脈域の残存がみられる。
（H & E 染色，×50）

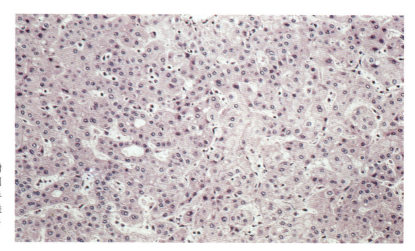

写真 54. 早期肝細胞癌　組織像
　細胞密度の増大，核胞体比の増大に加え，小さな偽腺管，不規則な細索状構造を認める。写真右半分には，やや異型に乏しく腺腫様過形成類似の組織像を示す部分を認める。（H & E 染色，×200）

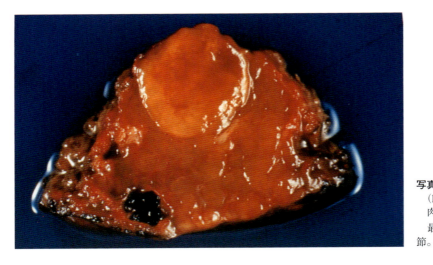

写真 55. 軽度異型結節
（low-grade dysplastic nodule）
肉眼像
最大径 13 mm の境界明瞭な結節。

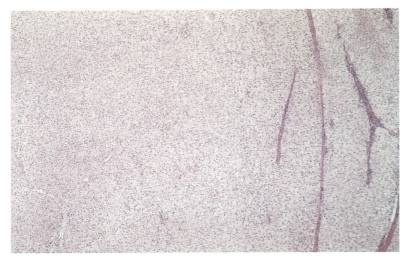

写真 56. 軽度異型結節　組織像
結節中には門脈域の残存をみる。（H & E 染色，×20）

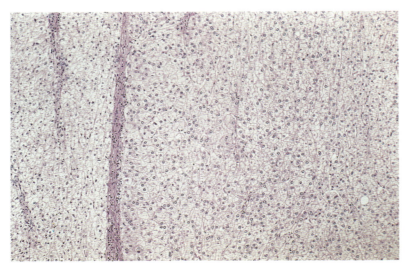

写真 57. 軽度異型結節　組織像
結節は周囲に比べ中等度の細胞密度の増大をみるが，構造異型は認めない。（H & E 染色，×50）

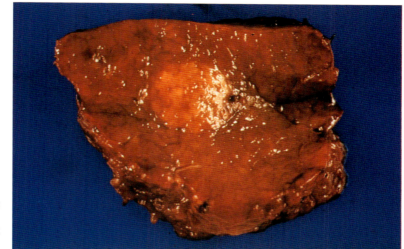

写真 58. 高度異型結節
（high-grade dysplastic nodule）　肉眼像
　最大径15 mmで，一部境界不明瞭な黄色調を呈する結節。

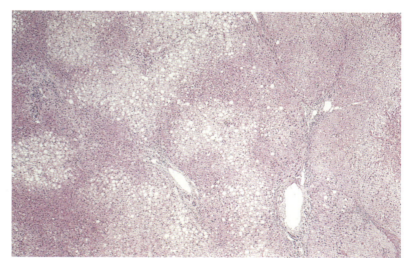

写真 59. 高度異型結節
　組織像
　結節内には高度の脂肪化がみられる。（H&E染色，×20）

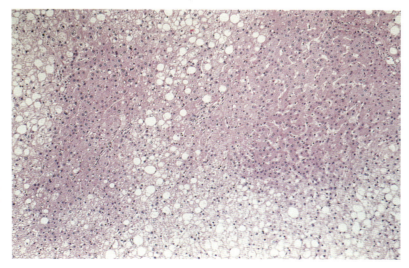

写真 60. 高度異型結節
　組織像
　脂肪化を認めない部分では，細胞密度の増大がみられ，わずかに索状配列の不規則化を認めるが明らかな構造異型は認められなく，高度異型結節とみなされる。
　（H&E染色，×50）

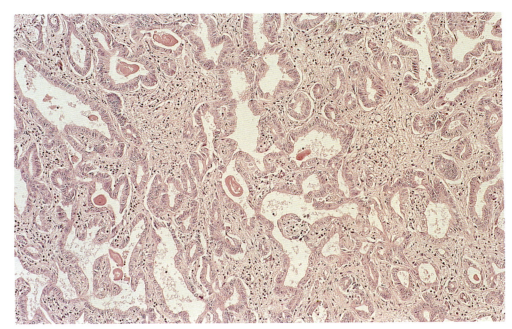

写真 61. 肝内胆管癌(胆管細胞癌)　高〜中分化型管状腺癌
　大小不規則な腺管構造を示し，部分的に乳頭状増殖を伴う比較的よく分化した腺癌である。間質結合織がよく発達している。
(H & E 染色, ×50)

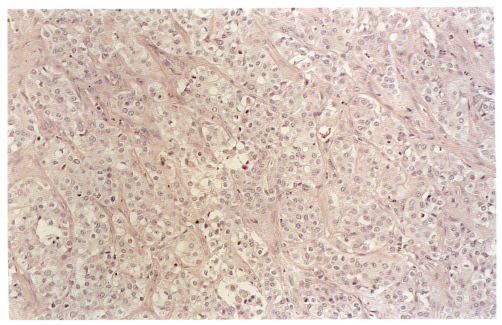

写真 62. 肝内胆管癌(胆管細胞癌)　低分化型腺癌
　癌細胞は腺管形成を示すことなく充実性，胞巣状に増殖している。粘液染色で空胞を有する細胞には粘液が証明される。
(H & E 染色, ×100)

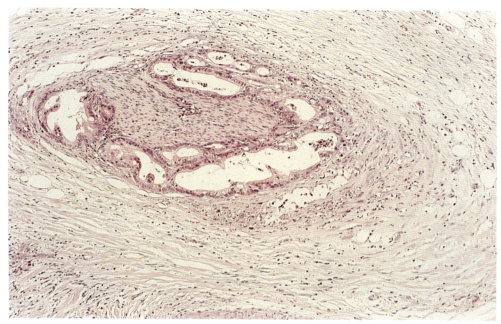

写真 63. 肝内胆管癌（胆管細胞癌） 神経周囲浸潤
肝内胆管癌（胆管細胞癌）の肝門部結合織中の神経周囲リンパ管浸潤像。
（H & E 染色，×50）

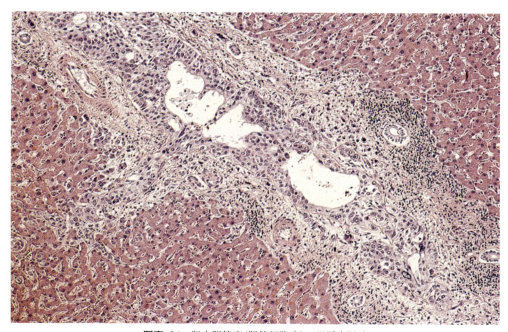

写真 64. 肝内胆管癌（胆管細胞癌） 門脈内増殖
写真の左上部から右下部に存在する門脈域の門脈枝内に肝内胆管癌（胆管細胞癌）の増殖をみる。門脈の内皮を基底膜として，大きな腺腔を形成し，一部では乳頭状の増殖を伴っている。
（H & E 染色，×78）

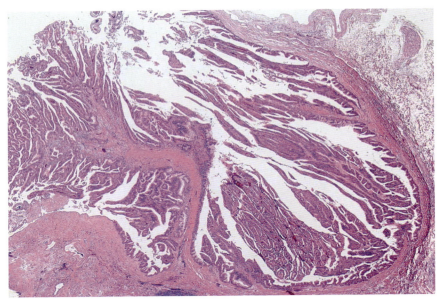

写真 65. 胆管内乳頭状腫瘍（IPNB）
乳頭状の増生を示す腫瘍で，狭い線維性間質を有する。浸潤像はない。

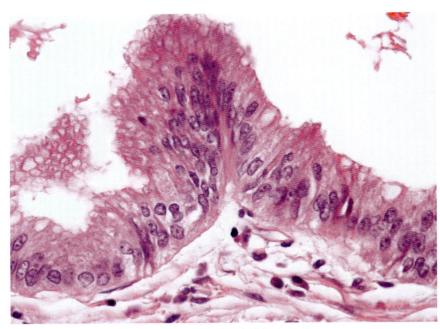

写真 66. 胆管上皮層内腫瘍（BilIN）
核の多層化，核の軽度のいびつ像，核の重責像をみる。軽度異型（BilIN-1）。

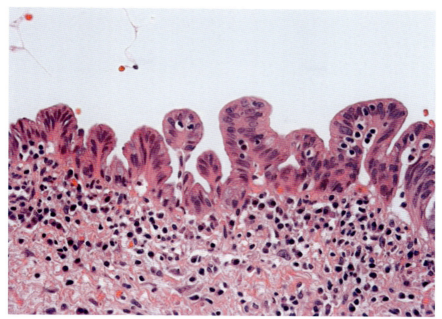

写真 67. 胆管上皮層内腫瘍（BilIN）
核の多層化，核の軽度のいびつ像，核の管腔縁の迫り出しをみる。
中等度異型（BilIN-2）。

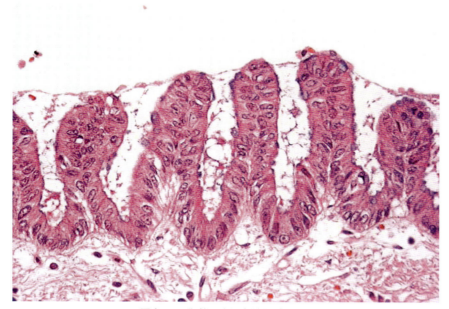

写真 68. 胆管上皮層内腫瘍（BilIN）
核のいびつ像や重責像が目立ち，極性の乱れをみる。高度異型
（BilIN-3）で非浸潤癌と考えられる。

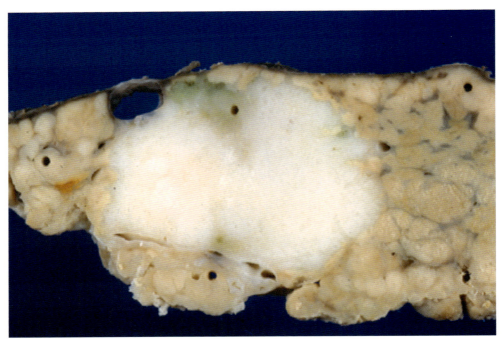

写真 69. 細胆管細胞癌
肉眼的に腫瘍は白色調,浸潤性で,肝内胆管癌に類似し,約半数は慢性肝炎あるいは肝硬変を合併する。

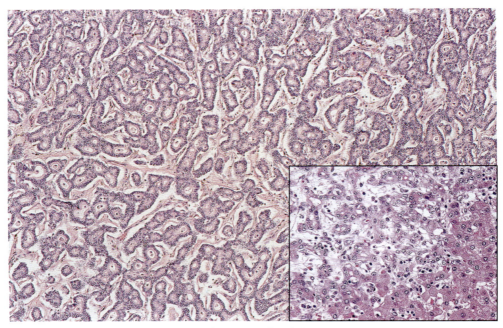

写真 70. 細胆管細胞癌
異型に乏しい小型腫瘍腺管が豊富な線維性間質を伴い,互いに不規則に吻合するように増殖している。増殖先端では肝細胞索と連続している(挿入図)。

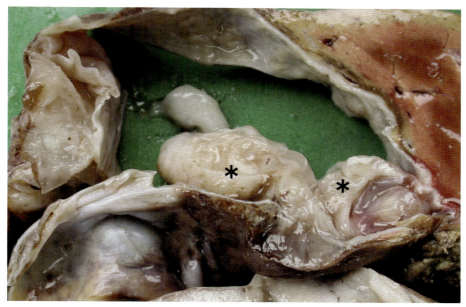

写真 71. 粘液嚢胞性腫瘍（MCN）
＊部で結節性であり，微小浸潤を示す。

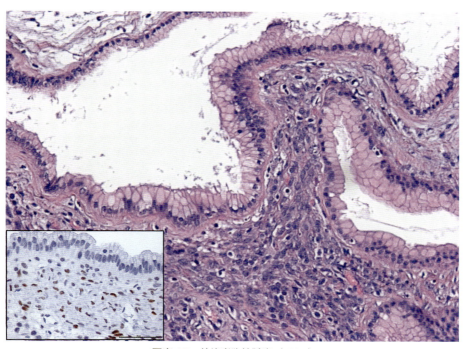

写真 72. 粘液嚢胞性腫瘍（MCN）
粘液豊富な胞体からなる，軽度異型の円柱上皮で覆われ，間質には卵巣様間質を認める。挿入図は，プロゲステロン受容体の免疫染色で，卵巣様間質細胞が陽性。

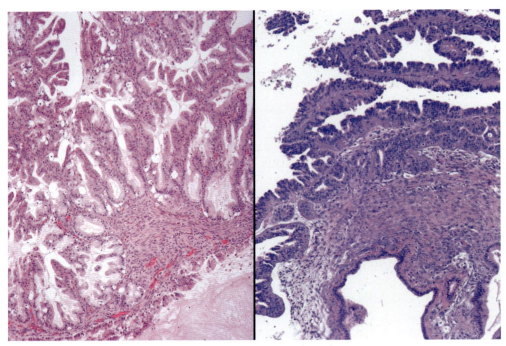

写真 73. 粘液囊胞性腫瘍（MCN）
　右側に中等度異型の上皮からなる腫瘍で，左側は浸潤像を示す癌である。

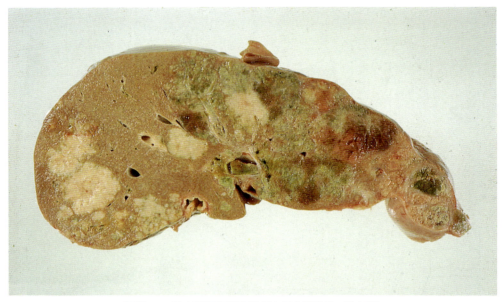

写真 74. 混合型肝癌（肝細胞癌と肝内胆管癌の混合型）
　肝内胆管癌の部は白色調，肝細胞癌の部は黄緑色調を呈しており，両成分は比較的容易に識別される。

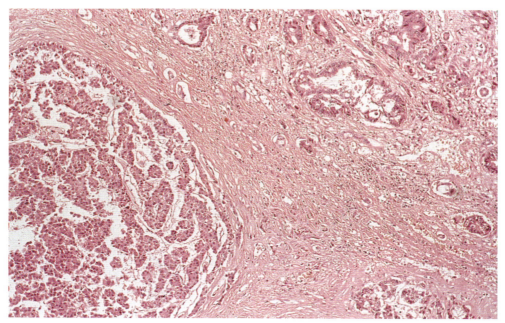

写真 75. 混合型肝癌（肝細胞癌と肝内胆管癌の混合型）（Combined hepatocellular and cholangiocarcinoma）
索状型肝細胞癌と肝内胆管癌が明瞭に識別できる。
（H & E 染色，×20）

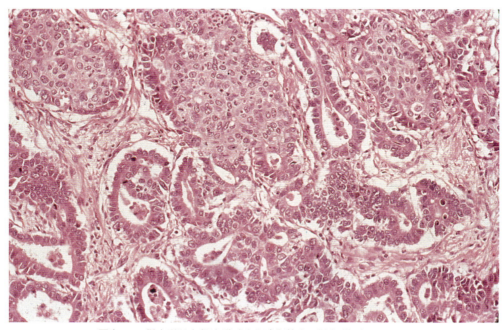

写真 76. 混合型肝癌（肝細胞癌と肝内胆管癌の混合型）（Combined hepatocellular and cholangiocarcinoma）
索状型肝細胞癌と肝内胆管癌の移行部がみられる。
（H & E 染色，×200）

臨床・病理
原発性肝癌取扱い規約　　　定価（本体3,500円＋税）

1983年6月20日	第1版発行
1987年7月20日	第2版発行
1992年2月29日	第3版発行
2001年2月10日	第4版発行
2008年2月20日	第5版発行
2009年7月7日	第5版補訂版発行
2015年7月23日	第6版発行
2019年3月20日	第6版補訂版第1刷発行
2020年10月10日	第2刷発行

編　者　日本肝癌研究会

発行者　福村　直樹

発行所　金原出版株式会社
　　　　〒113-0034 東京都文京区湯島2-31-14
　　　　電話　編集　(03)3811-7162
　　　　　　　営業　(03)3811-7184
　　　　FAX　　　　(03)3813-0288
　　　　振替口座　00120-4-151494
　　　　http://www.kanehara-shuppan.co.jp/

© 日本肝癌研究会, 1983, 2019

検印省略

Printed in Japan

印刷・製本／三報社印刷㈱

ISBN 978-4-307-20394-4

|JCOPY| ＜出版者著作権管理機構　委託出版物＞

本書の無断複製は著作権法上での例外を除き禁じられています．複製される場合は，そのつど事前に，出版者著作権管理機構（電話 03-5244-5088, FAX 03-5244-5089, e-mail：info@jcopy.or.jp）の許諾を得てください．

小社は捺印または貼付紙をもって定価を変更致しません．
乱丁，落丁のものはお買上げ書店または小社にてお取り替え致します．